MANUEL DU MÉDECIN PRATICIEN

LA PRATIQUE DES MALADIES

DU SYSTÈME NERVEUX

DANS LES HOPITAUX DE PARIS

AIDE-MÉMOIRE ET FORMULAIRE

DE THÉRAPEUTIQUE APPLIQUÉE

PAR

Le Professeur PAUL LEFERT

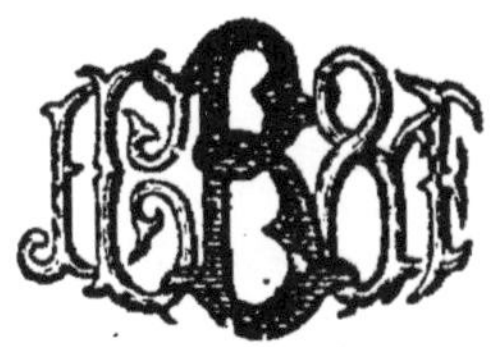

PARIS

LIBRAIRIE J.-B. BAILLIÈRE et FILS

Rue Hautefeuille, 19, près du boulevard Saint-Germain.

1894

MANUEL DU DOCTORAT EN MÉDECINE

Par le Professeur Paul LEFERT

Collection nouvelle, 21 volumes in-18, cartonnés.

Prix de chaque volume : 3 fr.

1er *Examen.*

Aide-mémoire de physique médicale. 1 vol. in-18, cart.. 3 fr.
Aide-mémoire de chimie médicale. 1 vol. in-18, 288 pages, cart................................... 3 fr.
Aide-mémoire d'histoire naturelle médicale, contenant le Droguier de la Faculté de médecine. 1 vol. in-18, cart. .... 3 fr.

2e *Examen.*

Aide-mémoire d'anatomie à l'amphithéâtre, dissection et technique microscopique, arthrologie, myologie, angéiologie, névrologie, et découvertes anatomiques. 1 vol. in-18, 288 pages, cart .... 3 fr.
Aide-mémoire d'histologie, d'anatomie (ostéologie, splanchnologie et organes des sens) et d'embryologie. 1 vol. in-18, 276 pages, cart..................... 3 fr.
Aide-mémoire de physiologie. 1 vol. in-18, 280 pages cart. .... 3 fr.

3e *Examen.*

Aide-mémoire de pathologie générale et de bactériologie. 1 vol. in-18, 288 pages, cart.............. 3 fr.
Aide-mémoire de pathologie interne. 1 vol. in-18, 296 pages, cart................................ 3 fr.
Aide-mémoire de pathologie externe générale. 1 vol. in-18, 312 pages, cart....................... 3 fr.
Aide-mémoire de chirurgie des régions. Tome I, (*Tête, Rachis, Cou, Poitrine, Abdomen*). 1 vol. in-18, cart. 3 fr.
Tome II (*Organes génito-urinaires, membres*) 1 vol. in-18, cart.................................... 3 fr.
Aide-mémoire de médecine opératoire. 1 vol. in-18. 300 pages, cart................................ 3 fr.
Aide-mémoire d'anatomie topographique. 1 vol. in-18, cart.. 3 fr.

4e Examen.

Aide-mémoire de thérapeutique. 1 vol. in-18, 276 p., cart. . . . . 3 fr.
Aide-mémoire de pharmacologie et de matière médicale. 1891, 1 vol. in-18, 288 p., cart. . . . . 3 fr.
Aide-mémoire d'hygiène et de médecine légale. 3e *édition*, 1893, comprenant la loi du 30 nov. 1892 sur l'exercice de la médecine et la loi du 2 nov. 1892 sur le travail dans l'industrie. 1 vol. in-18, 272 p., cart. 3 fr.

5e Examen.

Aide-mémoire d'anatomie pathologique, d'histologie pathologique et de technique des autopsies. 1 vol. in-18, 280 p., cart . . . . 3 fr.
Aide-mémoire de clinique médicale et de diagnostic. 1 vol. in-18, 304 pages, cart. . . . . 3 fr.
Aide-mémoire de clinique chirurgicale, diagnostic, thérapeutique générale et petite chirurgie. 1 vol. in-18, 312 pages, cart . . . . 3 fr.
Aide-mémoire d'accouchements. 1 vol. in-18, cart. 3 fr.

Concours de l'Externat des hôpitaux.

Aide-mémoire de médecine hospitalière, anatomie, pathologie, petite chirurgie, pour la préparation du concours de l'externat des hôpitaux. 1894, 1 vol. in-18, 300 p., cart . . . . 3 fr.

MANUEL DU MÉDECIN PRATICIEN

Par le Professeur **Paul LEFERT**.

La pratique journalière des hôpitaux de Paris. 2e *édition*, 1892. 1 vol. in-18, 350 p., cart. . . . . 3 fr.
La pratique gynécologique et obstétricale des hôpitaux de Paris. 1 vol. in-18, 308 pages, cart . . . . 3 fr.
La pratique dermatologique et syphiligraphique des hôpitaux de Paris. 1893, 1 vol. in-18, 310 pages, cart. 3 fr.
La pratique des maladies des enfants dans les hôpitaux de Paris. 1893, 1 vol. in-18, 300 pages, cart... 3 fr.
La pratique des maladies du système nerveux dans les hôpitaux de Paris. 1891, 1 vol. in-18, 300 pages, cart. 3 fr.

LA PRATIQUE DES MALADIES
DU SYSTÈME NERVEUX
DANS LES HOPITAUX DE PARIS

Traité des maladies mentales, par le Dr Henri Dagonet, avec le concours de MM. J. Dagonet et G. Duhamel, 1894, 1 vol. gr. in-8 avec photogravures.....................

La Neurasthénie (épuisement nerveux), par le Dr Louis Bouveret, agrégé à la Faculté de Lyon. 1891, 1 vol. in-8.   6 fr. »

Traité pratique des maladies mentales, par le Dr Cullerre, médecin de l'asile des aliénés de la Roche-sur-Yon, 1889, 1 vol. in-18 jésus de 608 p., avec figures.........   6 fr. »

Nervosisme et névroses. Hygiène des énervés et des névropathes, par le Dr Cullerre, 1 vol. in-16 de 352 p.   3 fr. 50

Les frontières de la folie, par le Dr Cullerre. 1 vol. in-16 de 350 pages. ....   3 fr. 50

Magnétisme et hypnotisme. Exposé des phénomènes observés pendant le sommeil nerveux provoqué, par le Dr Cullerre, 3e *édition.* 1892, 1 vol. in-16 de 381 p. av. 28 fig.   3 fr. 50

La thérapeutique suggestive et ses applications aux maladies nerveuses et mentales, par le Dr Cullerre 1 vol. in-16 de 318 p..................................   3 fr. 50

Hypnotisme expérimental. Les émotions dans l'état d'hypnotisme et l'action à distance des substances médicamenteuses par le Dr J. Luys, 1890, 1 vol. in-16, avec 28 pl.   3 fr. 50

De la Chorée, par Germain Sée, professeur à la Faculté de médecine de Paris. 1 vol. in-4.................   3 fr. 50

L'athétose double et les chorés chroniques de l'enfance, par le Dr J. Audry. 1892, 1 vol. in-8, 400 p., avec 3 pl.   10 fr. »

Traité de la paralysie générale des aliénés, par le Dr Auguste Voisin, médecin de la Salpêtrière, 1 vol. gr. in-8 de xvi-540 p., avec 15 planches coloriées.........   20 fr. »

Leçons cliniques sur les maladies mentales et sur les maladies nerveuses, par le Dr A. Voisin, 1 vol. in-8 de 766 p., avec photographies et fig ....   15 fr. »

Traité pratique des maladies du système nerveux, par W. Hammond, professeur des maladies nerveuses à l'Université de New-York. 1 vol. gr. in-8, avec 116 fig...   20 fr. »

Traité clinique des maladies de la moelle épinière, par E. Leyden, professeur à l'Université de Berlin. 1 vol. gr. in-8 ....   14 fr. »

Les hystériques, par le Dr Legrand du Saulle, médecin de la Salpêtrière. 2e *édition.* 1891, 1 vol. in-8 de 625 p.   8 fr. »

Du nervosisme aigu et chronique et des maladies nerveuses, par le Dr Bouchut, 2e *édition,* 1 vol. in-8.   6 fr. »

MANUEL DU MÉDECIN PRATICIEN

LA PRATIQUE DES MALADIES

DU SYSTÈME NERVEUX

DANS LES HOPITAUX DE PARIS

AIDE-MÉMOIRE ET FORMULAIRE

DE THÉRAPEUTIQUE APPLIQUÉE

PAR

Le Professeur PAUL LEFERT

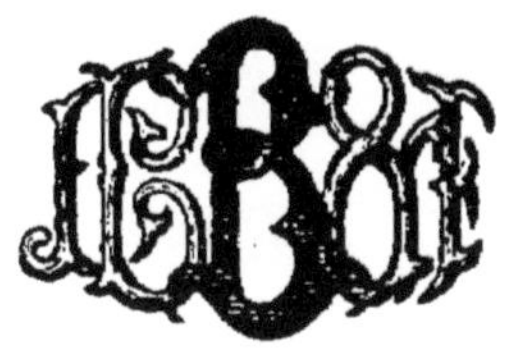

PARIS

LIBRAIRIE J.-B. BAILLIÈRE ET FILS

Rue Hautefeuille, 19, près du boulevard Saint-Germain.

1894

PRÉFACE

Nous avons pensé qu'il y avait utilité à présenter la *pratique* des médecins et des chirurgiens des hôpitaux de Paris dans les maladies du système nerveux : MM. Babinski, Gilbert Ballet, Bourneville, Brown-Sequard, Charcot, Christian, Debove, Déjerine, Dujardin-Beaumetz, Jules Falret, Feré, Gilles de la Tourette, Joffroy, Luys, Magnan, Pierre Marie, Constantin Paul, Raymond, Seglas, Sollier, Auguste Voisin, Jules Voisin, etc.

On trouvera, traitées dans ce livre, les questions qui s'offrent chaque jour à l'observation de tout médecin ou chirurgien : *Abasie, Ataxie locomotrice, Casque vibrant, Chorée, Contractures, Délire, Dipsomanie, Eclampsie, Epilepsie, Fauteuil trepidant, Goître exophtalmique, Hémiplegie, Hypnotisme, Hystérie, Hystéro-traumatisme, Injections de liquide testiculaire, Insomnie, Migraine ophtalmique, Myélite, Neurasthénie, Pachymeningite, Paralysie agitante, Polynévrite, Sclérose, Suggestion, Syphilis du système nerveux, Syringomyélie, Tabes, Tétanie, Tics, Transfusion nerveuse, Vertige,* etc.

Cet ouvrage, dû à la collaboration de 90 médecins et chirurgiens des hôpitaux de Paris renferme plus de quatre cents consultations sur les cas les plus nouveaux et les plus variés.

Il permet au médecin instruit de se rappeler ce qu'il a vu, alors qu'étudiant, il suivait les services hospitaliers de Paris ; il permet à celui qui depuis longtemps s'est relégué dans la pratique, de se tenir au courant des nouvelles méthodes de traitement.

Le praticien est toujours certain, quel que soit son choix, de s'appuyer sur les conseils d'un confrère dont le nom fait autorité.

Sans doute, au lit du malade, l'état particulier de ce dernier a au moins autant de poids que le genre de maladie dont il est atteint; il n'en reste pas moins que chaque médecin a pour chaque maladie un ensemble de moyens formant un arsenal dans lequel il puise incessamment, sauf à choisir l'agent qui s'adapte le mieux à la constitution propre du patient.

Pour faciliter les recherches et pour rendre par cela même le livre plus utile, nous l'avons complété par deux tables alphabétiques, l'une par noms d'auteurs, l'autre par ordre de matières. De telle sorte que l'on peut à la fois avoir l'opinion de tel ou tel professeur sur les diverses questions qui sont à l'ordre du jour et en même temps passer en revue l'opinion des divers chefs de service sur un sujet déterminé.

Nous remercions ceux de nos savants maîtres qui ont bien voulu nous donner quelques notes inédites; elles ne pourront qu'augmenter l'intérêt de notre travail.

Paris, le 15 septembre 1893.

P. L.

LA PRATIQUE DES MALADIES
DU SYSTÈME NERVEUX
DANS LES HOPITAUX DE PARIS

ABASIE, ASTASIE.

Charcot.

I. TRAITEMENT PSYCHIQUE. — D'abord et surtout dans les formes graves, pratiquer l'isolement.

Il s'agit de soustraire le malade au milieu dans lequel il vit; par là, on supprime tout ce qui peut en quelque sorte cultiver son mal.

Ce névropathe, fils de névropathe pour la plupart du temps, devient le point de mire ' : préoccupations excessives de tous les membres de la famille.

Les angoisses de ceux qui approchent le malade, se reflètent toujours et à tout moment dans leurs questions, dans leur attitude, dans leur manière d'être.

Lui-même fatigue son entourage par d'incessants caprices, le terrifie même par des symptômes réellement effrayants.

Ainsi l'attention du sujet est ramenée ou maintenue dans le même cercle des accidents morbides, actuels ou possibles. Il agit sur son entourage, son entourage agit sur lui; c'est vraiment un *cercle vicieux*.

De plus, par l'isolement, on peut corriger en partie la déviation pathologique qui caractérise l'état mental.

Par cette mesure, on restreindra la dispersion de

1.

l'attention, la distraction, cause principale des troubles de la sensibilité, qui sont eux-mêmes liés intimement aux amnésies, formant ainsi pour la plus grande part le fond hystérique. Nous nous rendons bien compte que nous-même, nous fortifions notre attention, soit en nous soustrayant aux impressions antérieures, soit en nous isolant.

II. TRAITEMENT EXTERNE. — Prescrire l'hydrothérapie.

Faire exécuter au sujet, assis ou debout, les mouvements de la marche, en les lui enseignant comme on ferait s'il s'agissait d'un exercice gymnastique à apprendre.

Seglas et Sollier.

I. TRAITEMENT GÉNÉRAL. — Isolement, hydrothérapie. Faire sur le corps des frictions excitantes.

II. TRAITEMENT INTERNE. — Donner dès toniques, les bromures et les valérianates de zinc et de quinine.

III. TRAITEMENT PSYCHIQUE. — Réveiller, chez les malades, les images mnémoniques anciennes, ou en fixer de nouvelles, augmenter l'intensité de celles encore existantes par différents procédés (émotions concomitantes, fixation de l'attention, association des images). Ce genre de traitement ne tarde pas à amener la guérison.

Babinski.

Hypnotisme et transfert. — Les séances de suggesion sont répétées plusieurs fois.

L'hypnotisme amène rapidement un état de torpeur intellectuelle légère.

La guérison est complète au bout de quinze jours.

ADYNAMIQUES (ÉTATS).

Huchard.

Injections sous-cutanées de sérum artificiel :

Eau pure stérilisée.................	100 gr.
Phosphate de soude, chimiquement pur.........................	10 —
Chlorure de sodium, chimiquement pur.........................	5 —
Sulfate de soude, chimiquement pur	2 — 50
Acide phénique neigeux...........	0 — 50

Injecter profondément dans la région fessière 5 à 6 grammes de cette solution, tous les 2 jours.

Ne pas négliger les précautions antiseptiques : laver la région au sublimé, purifier la seringue à l'eau bouillie et flamber l'aiguille.

ALCOOLISME.

Potain.

Alcoolisme chronique. — Prescrire :

Teinture de noix vomique.......		1 gr.
Liqueur d'Hoffmann...........		
Teinture de rhubarbe..........	}	ãã 3 —
Teinture de badiane...........		

Lancereaux.

Délire alcoolique, paralysies alcooliques. — Le délire alcoolique est dû à l'action spécifique de l'alcool sur les éléments cérébraux, l'excitation qui en résulte, les douleurs intolérables que les patients ac-

cusent dans les membres sont les causes de l'insomnie et de la mort, qui a généralement lieu par épuisement nerveux. Donc, pour combattre ce délire, il
importe, avant tout, de faire dormir. Provoquer le
sommeil, telle est l'indication principale. Pour la remplir, user de tous les moyens ; isoler d'abord le malade, le placer dans une chambre obscure où rien ne
pourra exciter ses sens ; puis, s'il y a lieu de craindre
qu'il vienne à se blesser, le mettre dans une chambre
capitonnée. Éviter l'emploi de la camisole de force,
qui le conduit forcément à lutter contre les liens qui
l'étreignent, l'agite, l'épuise et contribue à sa mort.

Ces précautions prises, il reste à faire choix du médicament et à le donner à une dose suffisante. Ce
médicament est forcément de ceux qui ont la propriété de localiser leur action sur les éléments nerveux et d'en modérer l'excitabilité réflexe. A cette
catégorie appartiennent les bromures, l'opium, la
morphine, l'hydrate de chloral, etc.

Les bromures n'ayant pas l'énergie des autres
moyens, et ayant une action beaucoup plus lente, seront laissés de côté, pour peu que le délire soit aigu.

L'opium et la morphine seront avantageusement
employés, à la condition qu'ils arrivent à provoquer
le sommeil.

Mais comme des doses très élevées sont nécessaires,
préférer l'hydrate de chloral, à la dose de 4 grammes,
ainsi prescrit :

<pre>
N° 1. Hydrate de chloral. . . . .   4 gr.
      Sirop simple . . . .)
       — d'écorces d'oranges amè- } àà 15 —
         res . . . .)

N° 2. Hydrate de chloral. . . . .   4 à 6 gr.
      Infusion de tilleul . . . .   150 —
      Sirop de morphine . . . .   50 —
</pre>

Ces potions sont bien acceptées par les malades. Elles agissent déjà dans la première nuit. Mais il faut les renouveler le lendemain, puis le surlendemain, pour que le repos soit complet. Parfois, dans les cas nerveux, on devra prescrire 2 grammes de chloral le matin, et continuer à la même dose, le soir, pendant quatre ou cinq jours.

Depuis 1873, j'ai toujours eu recours à ce médicament, avec ou sans morphine, et le succès a été constant, toutes les fois que les malades ont été préservés de la camisole de force.

Une condition est nécessaire pour obtenir ce résultat : c'est que la dose de chloral soit suffisante pour amener le sommeil, car, autrement, cet agent, loin de calmer, excite le malheureux alcoolique et l'aide à mourir un peu plus tôt. Nous avons vu souvent le chloral, à la dose de 2 ou 3 grammes, provoquer une période d'excitation extrêmement violente chez les alcooliques, alors que 4 grammes ou 4^{gr},50 procuraient un calme réparateur.

Si, dix minutes après l'absorption de la potion, il n'y a pas de sommeil, pratiquer une piqûre de morphine de 1 ou 2 centigrammes et ne pas quitter le malade avant qu'il ne dorme.

S'il est nécessaire, je reviens à l'emploi d'une seconde potion, absolument convaincu que la vie de cet homme est entre mes mains, et que provoquer le sommeil, c'est le préserver de la mort. Rien n'est plus palpitant qu'une telle situation pour le vrai médecin, et rien ne lui prouve mieux sa puissance et la grandeur de son art.

Lorsqu'il est parvenu à dormir quelques heures, le patient se trouve beaucoup plus calme ; on n'a plus qu'à le surveiller, puis à le faire dormir de nouveau, s'il continue de s'agiter, et au bout de vingt-quatre à quarante-huit heures, il cesse de délirer, tremble à peine, l'appétit renaît, les forces reviennent et l'état général s'améliore grandement; dans quelques cas, le malade peut reprendre ses occupations.

Les délirants alcooliques, qui n'ont aucune autre affection, n'ont pas besoin d'alcool.

Ici, comme dans tous les cas où l'existence est en danger, il faut calmer l'agitation, en provoquant le sommeil à coup sûr et trouver un médicament, que l'on prescrit à une dose suffisante, car ce n'est pas la multiplicité des médicaments qui guérit, mais le choix qu'on peut en faire et la manière de les administrer.

Alcoolisme chronique. — Conseiller les préparations de noix vomique ou de strychnine, et si l'estomac est en mauvais état, l'emploi du bicarbonate de soude, et, en dernier lieu, l'hydrothérapie.

Lorsqu'on a affaire à des malades qui ne sont pas seulement des alcooliques chroniques, donner 200 grammes par jour de vin de Hongrie ou bien la potion suivante :

Alcool à 90°.....................	60 gr.
Sirop simple...................	10 —
Teinture aromatique.........⎫	
— amère...............⎭	āā 25 —
Eau d'amandes amères..........	20 centigr.
— distillée.................	200 gr.
Sucre......................	Q. S.

Parfois ce traitement n'empêche pas l'apparition du délirium tremens. Prescrire alors le chloral, qui donne de très bons effets.

Cirrhose alcoolique graisseuse. — Administrer l'iodure de potassium.

Prescrire le régime lacté.

Appliquer l'hydrothérapie.

Laveran.

Alcoolisme aigu. — Favoriser l'élimination de l'alcool, avec les vomitifs ou la titillation de la luette. Prescrire :

N° 1. Ammoniaque.	XV gouttes.
Eau	1 verre.
N° 2. Café.	1 verre.
Laudanum de Sydenham . . .	XV gouttes.
N° 3. Ipéca en trois prises	1 gr. 50

Alcoolisme comateux. — Appliquer des sangsues sur les apophyses mastoïdes, de la glace sur la tête, des sinapismes ou des vésicatoires aux mollets, et des ventouses sèches en grand nombre.

H. Rendu.

Paralysie alcoolique. — La première indication est de supprimer l'alcool, sinon en totalité, au moins d'une façon presque absolue.

Contre l'asthénie générale, qui est la caractéristique de la paralysie alcoolique, l'hydrothérapie et le massage semblent les deux meilleurs moyens à employer, l'hydrothérapie surtout, qui, tout en stimulant le système nerveux, le rend moins excitable. Simultanément, dans le même but, prescrire la teinture de noix vomique (XX gouttes par jour en deux fois, au commencement de chaque repas) : cette médication a pour but d'exciter la moelle et les nerfs dans une certaine mesure et d'agir sur l'estomac en réveillant l'appétit et en facilitant la digestion.

S'il y a excitation cérébrale, rêves et cauchemars nocturnes, prescrire le chloral ou l'opium.

Pour prévenir l'atrophie musculaire, la faradisation

est indiquée, mais cet agent est d'un maniement délicat et l'électrisation peut être dangereuse, si elle est appliquée trop tôt ou trop énergiquement : en pareil cas, commencer par des courants faradiques faibles, et s'ils sont mal supportés, user de préférence des courants galvaniques descendants.

AMNÉSIE.

Jules Falret.

L'amnésie récente, qui se produit à la suite d'excès de travail ou de fatigue, exige le repos le plus absolu. Les bains, l'exercice à pied, les voyages procurent souvent, dans ce cas, un prompt soulagement.

Le principal but à atteindre est de découvrir les causes qui ont déterminé l'amnésie et de les combattre : c'est ainsi, par exemple, qu'on fera cesser les habitudes d'ivresse, les excès vénériens, l'onanisme ; qu'on s'efforcera de rappeler les hémorrhoïdes ou les règles supprimées ; qu'on atténuera le régime trop stimulant des uns, tandis qu'on prescrira des toniques aux personnes affaiblies par des causes débilitantes.

En un mot, dans tous les cas d'amnésie symptômatique, on attaquera la maladie qui a produit l'amnésie.

ANÉMIE CÉRÉBRALE.

Dujardin-Beaumetz.

I. TRAITEMENT INTERNE. — Après les repas, une cuillerée de sirop d'iodure de fer dans une eau faiblement minéralisée ou dans un peu d'eau de Seltz.

Le soir, en se mettant au lit, une grande cuillerée de la solution suivante :

Bromure de potassium . . . .)
    —   de sodium . . . . } ãã 10 gr.
    —   d'ammonium. . . . . . .)
Eau distillée. . . . .   350 —

Alcool, vin généreux, vin de quinquina, vin de coca, vin de kola.

La trinitrine est un médicament vaso-dilatateur, qui est utile dans les névralgies de cause anémique, chez certains hypochondriaques, lorsque les troubles vaso-moteurs amènent, par leur exagération, une véritable anémie cérébrale.

On donne à l'intérieur la solution alcoolique diluée :

Solution alcoolique de trinitrine au
    1/100ᵉ . . . .   XXX gouttes.
Eau distillée . . . .   300 gr.

Une cuillerée à bouche, le matin, à midi et le soir.

En injections sous-cutanées, se servir de la solution suivante :

Solution alcoolique de trinitrine au
    1/100ᵉ . . . .   XXX gouttes.
Eau distillée de laurier-cerise . . .   10 gr.

La seringue contient III gouttes de trinitrine. La dose ordinaire sera de I à III gouttes.

II. TRAITEMENT EXTERNE. — Chaque semaine, deux bains sulfureux et, si la saison le permet, une douche froide de dix à vingt secondes, suivie d'une douche chaude sur les pieds.

Transfusion du sang.

Huchard.

Administrer les opiacés, et surtout le chlorhydrate

de morphine, en injections hypodermiques, à dose assez élevée dès le début, 1 ou 2 centigrammes au moins.

ANESTHÉSIE.

Charcot.

L'application d'un aimant sur la peau ou même à une petite distance du corps, fait disparaître l'anesthésie au bout d'un temps variable. L'aimant a sur les autres procédés cette supériorité qu'il réussit, quel que soit le métal actif et même dans des cas où tous les métaux restent inactifs.

ANGINE DE POITRINE.

Germain Sée.

I. Pendant la crise. — Injections sous-cutanées avec :

     Antipyrine. . . . . 50 centigr.
     Eau distillée 50   —

Inhalations avec :

     Nº 1. Pyridine . . . . 4 à 5 gr.

sur une assiette.

     Nº 2. Pyridine . . . . X gouttes.

dans une bouteille de 1 litre.

II. Après la crise. — Prescrire :

     Antipyrine . . . . 3 à 4 gr.

en deux cachets médicamenteux.

II. Dans l'intervalle des accès. — Iodure de sodium, bromure de potassium, belladone, révulsifs cutanés.

Peter.

I. RÉGIME. — Hygiène sévère : Proscrire le tabac, les boissons alcooliques, le café, le thé ; éviter le vent, la marche sur un plan incliné, les émotions, le jeu.

II. TRAITEMENT INTERNE. — Combattre les tendances à l'hypertension artérielle.

Avant les repas, une cuillerée à soupe de la solution suivante :

    Chlorhydrate de morphine . . . . . .   4 centigr.
    Eau distillée . . . .   200 gr.

Distraire le pneumogastrique stomacal du malade par l'eau fraîche, les biscuits, les bonbons.

Administrer :

    Bromure de potassium . . . .   1 à 4 gr.

Au moment des accès, prescrire : chloral, éther, nitrite d'amyle, trinitrine.

III. TRAITEMENT EXTERNE. — Révulsion locale, à l'aide d'un cautère appliqué dans la région préaortique.

Sangsues ou ventouses scarifiées sur la région douloureuse.

Tous les deux jours, badigeonnages à la teinture d'iode.

Dujardin-Beaumetz.

Injecter une 1/2 seringue de Pravaz :

    Eau de laurier-cerise. . . . .   23 gr.
    Alcool à 86°. . . . .   1 — 50
    Bromhydrate de cicutine. . . . .   0 — 50

Constantin Paul.

I. TRAITEMENT INTERNE. — Prescrire :

Extrait de belladone......... 1 à 5 centigr.

Pour une pilule.

Liqueur de Fowler, de IV à VIII gouttes.

II. TRAITEMENT EXTERNE. — Faradisation sèche des points douloureux.

Injections hypodermiques de morphine.

Frictions sur la région précordiale avec la teinture de datura.

Hydrothérapie progressive : frictions au drap mouillé d'abord, puis lotions à l'éponge, douches en jet sur la colonne vertébrale, le tronc et les membres, enfin bains de piscine.

Huchard.

I. TRAITEMENT INTERNE. — Prescrire :

Solution alcoolique de trinitrine au
    1/100°................. XXX gouttes.
Eau distillée.............. 300 gr.

Mêlez. Administrer trois cuillerées à dessert par jour. On pourra aller jusqu'à trois cuillerées à soupe.

Pour combattre l'attaque, inhalations de nitrite d'amyle. Commencer par trois gouttes, pour arriver plus tard à cinq ou six gouttes.

Le nitrite d'amyle ne possède aucune propriété anti-névralgique, mais il agit seulement à litre de médicament vasculaire, grâce à ses propriétés vaso-dilatatrices.

L'accès terminé, faire prendre la mixture de trinitrine, dans l'intervalle des attaques, pendant huit ou quinze jours. La trinitrine favorise la circulation des parois du cœur, et prévient ainsi les attaques. Au début, l'employer à faibles doses.

Condamner l'emploi interne de la cocaïne.

II. TRAITEMENT EXTERNE. — L'hydrothérapie doit être employée en dehors des accès, sous forme de douches légères de très courte durée, en commençant par des douches tièdes à jet brisé et en n'arrivant que progressivement à la douche froide. On doit se garder de la diriger d'abord sur la paroi précordiale qu'il ne faudra pour ainsi dire qu'effleurer, mais il faudra surtout porter son action sur les membres inférieurs.

Repousser l'enveloppement avec le drap mouillé, et les lotions froides; ces pratiques, à cause de la sensation de saisissement et de froid qu'elles déterminent, produisent des accès angineux.

On obtient de bons effets de l'application d'un vésicatoire sur la région précordiale.

Angine de poitrine à forme asphyxique. — Le symptôme douloureux est accessoire. Repousser les injections de morphine. La morphine est toujours inutile et souvent nuisible.

L'indication n'est pas ici, en effet, de calmer la douleur, mais de soutenir par tous les moyens possibles le cœur défaillant.

Mieux vaut s'adresser immédiatement aux toniques cardiaques : injections de camphre, de caféine, inhalations de nitrite d'amyle, etc.

APOPLEXIE.

Dujardin-Beaumetz.

AVANT L'ATTAQUE. TRAITEMENT DE LA CONGESTION CÉRÉBRALE. — Purgatifs : aloès; iodure de potassium; médication alcaline.

Traiter l'obésité et la polysarcie.

Pendant l'attaque. — Émissions sanguines, générales ou locales.

Après l'attaque. — Émissions sanguines.

Faire des applications locales froides.

Proscrire la strychnine.

Appliquer le traitement électrique.

ARTÉRITE CÉRÉBRALE.

Dieulafoy.

Artérite cérébrale syphilitique. — Quelle que soit l'époque à laquelle apparait cette localisation de la syphilis, le traitement mixte doit toujours être institué.

Administrer les préparations mercurielles et l'iodure de potassium, avec intensité et sans retard. Je dis sans retard, car une attente de quelques jours peut permettre aux lésions nécrobiotiques du cerveau de devenir irrémédiables. Le traitement doit donc être mis en œuvre, quand cela est possible, dès les premiers symptômes effectifs et même dès les premiers symptômes précurseurs.

I. Traitement externe. — En fait de traitement mercuriel, les frictions à l'onguent mercuriel paraissent le moyen le plus certain, le plus énergique et le plus facile à manier.

Pratiquer tous les jours une friction avec 5 ou 6 grammes d'onguent mercuriel.

II. Traitement interne. — Donner, en même temps que les frictions mercurielles, le chlorate de potasse, à l'intérieur, à la dose de 5 à 4 grammes par jour. Le malade entretiendra la propreté de la cavité buccale par les soins les plus minutieux ; il faut, en effet, éviter ou retarder le plus possible, la gingivite, ou la stomatite mercurielle, de façon à prolonger aussi longtemps que possible le traitement.

En même temps que les frictions mercurielles, on administre l'iodure de potassium à doses rapidement croissantes, de 2 à 10, 12 et 15 grammes par jour. L'intensité du traitement est une condition indispensable au succès.

Il vaut mieux donner de très fortes doses, quitte à les suspendre de temps en temps, que de donner de petites doses, qui auraient l'inconvénient de ne pas agir assez rapidement.

Parfois le succès vient couronner cette médication, mais il ne faut pas se hâter de porter un pronostic trop favorable, car on s'exposerait à des mécomptes.

Les lésions artérielles de la syphilis sont de celles qui résistent parfois au traitement spécifique le mieux conduit, et alors même qu'elles paraissent guéries ou voisines de la guérison, les reprises, les rechutes, les récidives du mal sont à redouter.

ARTHROPATHIES.

Charcot.

Arthropathies des ataxiques. — Nous sommes malheureusement impuissants à soulager les ataxiques, porteurs d'arthropathies.

I. TRAITEMENT EXTERNE. — Tout au plus, peut-on faire, à l'aide de l'appareil Dieulafoy et en prenant toutes les précautions de l'antisepsie, des ponctions plus ou moins répétées, lorsque la synoviale est par trop distendue.

II. TRAITEMENT INTERNE. — On a essayé, inutilement, l'iodure de potassium à l'intérieur. Cela se conçoit facilement quand on songe, à l'étendue, à la profondeur et à la rapidité des lésions osseuses.

Cependant, on peut conseiller aux malades de porter

des appareils spéciaux, ayant pour but d'empêcher le jeu des extrémités articulaires les unes sur les autres et de lutter contre leur tendance aux luxations.

Mais ce qui est excessivement important, c'est de ne pas commettre la faute de proposer au patient l'amputation, pour un membre dont, en somme, il ne souffre pas et qui est, au plus, simplement inutilisable.

ASPHYXIE LOCALE DES EXTRÉMITÉS.

Peter.

Appliquer le courant galvanique.

Placer le pôle positif d'un appareil galvanique sur la colonne vertébrale, au niveau du renflement cervical, le pôle négatif plongeant dans une cuvette pleine d'eau tiède salée. Baigner successivement chacune des quatre extrémités, pendant cinq minutes, dans l'eau qui joue ainsi le rôle de pôle négatif. Porter le nombre des éléments employés progressivement à 4, 8, 10 et 16 pour chaque membre, et l'intensité du courant doit être de 1, 2 et 3 milliampères, au maximum.

ASTHÉNIE NERVEUSE.

Huchard.

Injections hypodermiques, toniques et excitantes, avec la solution suivante :

Caféine	4 gr.
Salicylate de soude	3 — 10
Eau distillée	6 —

Faire la solution à chaud. Chaque centimètre cube de cette solution, soit une seringue entière de Pravaz d'un gramme, renferme 40 centigrammes de caféine.

Voici deux autres formules qui agissent avec efficacité et qui sont utilisables dans tous les cas de collapsus ou d'asthénie générale :

    N° 1. Huile d'olive pure stérilisée . .   100 gr.
          Camphre. . . . .   10 —

Injecter deux à quatre seringues de Pravaz par jour.

    N° 2. Huile d'olive pure stérilisée . .   100 gr.
          Camphre . . . .   25 —

Injecter une à deux seringues par jour.

Ces injections ne sont pas douloureuses et elles sont très bien supportées. Elles déterminent, vers le troisième ou quatrième jour, un goût peu agréable de camphre dans la bouche, ainsi que des renvois gazeux camphrés.

Deux jours de repos suffisent pour faire disparaître ces inconvénients.

Albert Robin.

Contre la dépression nerveuse, nous possédons un médicament dont l'effet est remarquable, la strychnine.

Au lieu de la strychnine en nature, employer la fève de Saint-Ignace, qui contient encore la brucine et l'igasurine, qui ont une action tonique remarquable :

    Teinture de fèves de Saint-   )
        Ignace . . . . } àà parties égales.
    Teinture de badiane. . . . . .)

Six gouttes du mélange, après chaque repas.

                                             2

Donner en même temps, deux fois par jour, avant les repas, les paquets suivants :

Phosphate de soude . . . . . . } àà 10 centigr.
Magnésie décarbonatée . . . . }

Pour un paquet.

ATAXIE LOCOMOTRICE PROGRESSIVE.

Charcot.

I. TRAITEMENT INTERNE. — Prescrire :

Nº 1. Nitrate d'argent. . . . . 1 centigr.
Mie de pain. . . . . Q. S.

Pour une pilule. Une à deux avant les repas.

Nº 2. Poudre fraîche d'ergot de seigle . . 25 centigr.

Pour un paquet. Un paquet, avant chaque repas, pendant les quatre premiers jours de chaque semaine.

II. TRAITEMENT EXTERNE. — Essayer l'hydrothérapie, les bains sulfureux, l'électricité (faradisation).

Les eaux de la Malou me paraissent jouir d'une réputation bien méritée ; je considère même que la cure de La Malou, répétée une ou deux fois par an, est un des moyens les plus efficaces pour améliorer ou enrayer la maladie.

Les crises douloureuses de l'estomac, de la vessie, du rectum sont souvent calmées par l'application continuelle de vessies de glace *loco dolenti*.

Prescrire les dérivatifs, les cautéres, les pointes de feu nombreuses, superficielles et appliquées environ toutes les semaines, le long des gouttières vertébrales.

Pratiquer la *suspension* :

L'appareil consiste en une traverse horizontale, suspendue par le milieu à une moufle servant à élever l'appareil et le patient. Sur cette traverse horizontale, qui représente le fléau d'une balance, s'attache au milieu une double fronde qui embrasse en avant le menton, en arrière la nuque. Enfin, aux deux extrémités du fléau transversal, on attache des courroies formant des brassières, dans lesquelles on passe les bras du patient qu'on élève à 30 ou 60 centimètres du sol au moyen de la moufle. Les points d'appui, pendant la suspension, sont donc : le menton, la nuque et les aisselles ; pour que la traction exercée sur la colonne vertébrale soit plus effective, on invite le patient à soulever les bras, toutes les quinze ou vingt secondes.

La suspension se pratique en général tous les deux jours. Les premières séances ne doivent pas durer plus d'un quart de minute ; puis on augmente progressivement la durée : une, deux, puis trois minutes, mais sans jamais dépasser quatre à cinq minutes au maximum. La durée de la suspension est ainsi progressive.

A cet égard, il faut tenir compte de certaines susceptibilités individuelles et de particularités inhérentes, surtout au poids du malade. Alors, par exemple, qu'on n'éprouve aucune difficulté à faire tolérer d'emblée deux minutes de suspension à des malades pesant de 60 à 70 kilos ; ils n'en est plus de même des sujets qui pèsent 80 à 90 kilos et plus. Chez ces derniers, la traction qui s'exerce sur les muscles de la nuque est très forte, douloureuse même parfois, pendant toute la journée qui suit la séance, ce qui ne doit pas être quand l'opération est bien conduite.

Ce procédé de traitement a été rapporté de Russie par le Dr Raymond, qui en avait pu constater les heureux effets dans le service du Dr Motchoukowsky, d'Odessa. La manière dont il a découvert ce mode de traitement est assez singulière. Le médecin russe avait à redresser la taille d'un tabétique atteint de scoliose. Pour y arriver, il suspendit son malade sous les bras (méthode de Sayre) et lui appliqua un corset de plâtre. Au bout de quelques jours, le tabétique fit remarquer à son médecin qu'il souffrait beaucoup moins de ses douleurs fulgurantes. Motchoukowsky crut d'abord que c'était au corset qu'il fallait attribuer ce résultat inattendu, mais bientôt il constata que la suspension était la vraie cause de l'atténuation des douleurs. Dès lors, il appliqua ce traitement à de nombreux cas de tabès qui furent presque tous avantageusement modifiés.

Les résultats obtenus à la Salpêtrière furent si surprenants dans les quinze premiers cas, que l'idée vint d'employer le moyen chez d'autres névropathes.

Le premier résultat porte sur l'incoordination ; dès les premières séances, le malade marche mieux, et accuse même cette amélioration aussitôt après la suspension ; au début, cette plus grande assurance dans la marche, par le fait de la suspension, ne dure que deux à trois heures ; après huit ou dix séances, elle est persistante.

Le signe de Romberg disparaît au bout de vingt à trente séances. Les troubles vésicaux s'améliorent ensuite ; le malade urine plus facilement, et l'incontinence diminue ou disparaît.

Les douleurs fulgurantes peuvent disparaître parfois brusquement.

Un des effets non moins curieux de la suspension est l'amélioration ou même la disparition de l'impuissance. L'appétit sexuel et les érections reviennent à la grande satisfaction des malades. La suspension est un aphrodisiaque pour les individus sains. L'érection des pendus est un fait bien connu, et on cite l'histoire de certains impuissants qui n'ont pas craint de recourir à la pendaison, pour obtenir une érection impossible par tout autre moyen. Ces pendus avaient bien soin de faire couper la corde au moment psychologique pour jouir du résultat de leur opération.

La sensation d'engourdissement, l'anesthésie de la plante des pieds disparaissent.

En revanche, on n'a pas noté de changement dans les réflexes rotuliens et les signes pupillaires.

Chez la plupart des malades, le sommeil a été bien meilleur.

Quel est le mode d'action de la suspension? Il est probable que la suspension, en élevant les racines rachidiennes, amène des changements circulatoires dans la moelle, changements qui produisent des résultats jusqu'ici fort avantageux pour les malades.

Germain Sée.

Douleurs fulgurantes de l'ataxie. — L'acide salicylique et les salicylates donnent de bons résultats, au moins pour un temps.

Hayem.

Crises gastriques des tabétiques. — Essayer l'antipyrine, l'acétanilide et la cocaïne.

Dieulafoy.

Les douleurs des membres et les douleurs viscérales peuvent être calmées par des injections sous-cutanées de morphine ou d'antipyrine. On peut administrer l'antipyrine soit en potion, à la dose de 2 à 5 grammes par jour, soit en injections sous-cutanées, à la dose de 1 à 2 grammes par jour ou au delà :

Eau distillée. . . . .   6 gr.
Antipyrine. . . . .   2 —
Chlorhydrate de cocaïne. . . . .   10 —

Chaque seringue de Pravaz de cette solution contient environ 30 centigrammes d'antipyrine.

Ataxie syphilitique. — Le traitement spécifique doit être largement appliqué dans le cas où l'origine est reconnue ou soupçonnée syphilitique, mais on en obtient rarement de bons résultats.

Debove.

Antipyrine. Nitrate d'argent, bromures.
Hydrothérapie, eaux de La Malou, de Néris.
Électrisation, élongation des nerfs.

Joffroy.

Les phénomènes douloureux dans l'ataxie locomotrice progressive sont justiciables du traitement par la réfrigération.

Les pulvérisations de chlorure de méthyle et d'éther procurent un soulagement notable au moment des crises douloureuses. Leur emploi, longtemps et méthodiquement continué, détermine une amélioration générale chez les malades et rend les douleurs moins fréquentes et moins pénibles.

C'est au traitement sur place qu'il faut donner la préférence, *loco dolenti*. Les pulvérisations sur la région vertébrale, dans le point supposé malade des centres nerveux, ne doivent venir que comme complément.

Les pulvérisations d'éther sont moins désagréables, plus pratiques et plus exemptes d'inconvénients que les pulvérisations de chlorure de méthyle. C'est donc l'éther qu'on devra préférer ou tout au moins essayer d'abord, quitte à changer, à alterner les deux préparations.

La morphine est un palliatif temporaire : son emploi devient presque fatalement excessif et conduit à la cachexie morphinique.

Le chloral est moins dangereux, mais lent à agir, insuffisant. Il peut cependant rendre des services comme adjuvant de la méthode que nous proposons.

Dujardin-Beaumetz.

Douleurs fulgurantes de l'ataxie. — Prescrire l'acétanilide. C'est un médicament puissant, actif, pas dangereux et bon marché, puisque le kilogramme vaut de 6 à 10 francs. L'employer à faible dose, 1 gramme à 1gr,50 en vingt-quatre heures, en trois cachets médicamenteux ou en élixir :

```
Acétanilide. . . . . . . . . . . . . . . . .     5 gr.
Élixir de Garus . . . . . . . . . . . . . .   170 —
```

Chaque cuillerée à bouche contient 50 centigrammes ; l'inconvénient de cette préparation, c'est qu'il faut beaucoup d'alcool pour dissoudre l'acétanilide.

Ce médicament détermine quelquefois une cyanose qui effraye le malade et son entourage, cyanose d'ailleurs sans aucun inconvénient, car il peut être administré pendant des années sans produire d'autres effets qu'une coloration passagère des muqueuses.

Rigal.

Pratiquer des cautérisations larges et profondes avec le gros bouton du thermo-cautère.

E. Gaucher.

Ataxie locomotrice d'origine syphilitique. — Frictions mercurielles et iodure de potassium, à la dose de 3 grammes par jour.

Pierre Marie.

I. MÉDICATION INTERNE. — L'ergot de seigle est un des rares médicaments utiles ; il combat efficacement les troubles urinaires et quelques autres symptômes. On le donnera à doses modérées et en fractionnant les périodes pendant lesquelles le malade sera soumis à son action ; soit, par exemple, deux ou trois prises de 0,30 de poudre d'ergot pour chacun des trois premiers jours de chaque semaine, et cela pendant un mois ou six semaines.

Le traitement spécifique ne semble pas améliorer le tabès, et il peut être nuisible chez les individus cachectiques.

Cependant, on peut le prescrire quand les malades semblent de force à le supporter, en le dirigeant non contre les manifestations du tabès, mais contre les autres lésions de nature syphilitique, qui sont parfois des complications si graves de la maladie médullaire : artérite chronique suivie de l'hémorrhagie cérébrale, paralysie générale, fille de la syphilis encéphalo-méningée. Peut-être le traitement peut-il ralentir la marche de la maladie qui reste stationnaire ? On emploiera le mercure en frictions et l'iodure de potassium à la dose de 2 ou 3 grammes.

II. MÉDICATION EXTERNE. — La médication externe est plus active que la médication interne.

La *suspension* agit réellement contre certains symptômes : douleurs fulgurantes, incoordinations, troubles génito-urinaires.

Elle est contre-indiquée chez les tabétiques qui présentent des affections cardio-vasculaires, de l'athérome, de l'emphysème, une tuberculose pulmonaire avancée, de l'obésité ou même simplement des dents en trop mauvais état.

Contrairement à la pratique de Weir-Michel, qui conseille de laisser les malades au lit ou au moins au repos complet, il faut éviter que les ataxiques ne désapprennent pas à marcher; employer dans ce but des artifices (chariots, etc.).

En fait, on ne peut guère, dans le tabès, agir que sur certains symptômes.

Douleurs fulgurantes. — Les douleurs fulgurantes seront combattues par tous les anti-algiques : antipyrine, acétanilide, exalgine, etc., par les narcotiques et par les opiacés. Il faut résister autant que possible aux sollicitations des malades qui demandent de la morphine, et il ne faut y recourir que lorsque les douleurs sont épouvantables ou que les phénomènes douloureux ne se montrent que par accès, par crises, c'est-à-dire principalement dans les douleurs viscérales.

Douleurs viscérales. — Employer la morphine ; employer aussi la glace, les différents révulsifs, l'application *loco dolenti* des pointes de feu ou d'un vésicatoire.

Ataxie syphilitique. — Si l'état de santé le permet, on se servira du traitement antisyphilitique; on prescrira les frictions mercurielles pendant trois semaines et on administrera l'iodure pendant un long temps. A la première menace d'accidents, il faut suspendre immédiatement (1).

ATROPHIE MUSCULAIRE PROGRESSIVE.

Joffroy.

Employer les courants galvaniques interrompus ou plutôt inversés, à des intervalles très rapprochés, de

1. Voyez en outre l'article *Tabès*.

manière à produire des secousses très énergiques, si c'est possible, dans les muscles malades.

L'inversion a l'avantage de donner une excitation plus forte que la simple interruption. D'autre part, le pôle placé sur les masses musculaires, devenant alternativement positif et négatif, donne aux fibres musculaires atrophiées une double excitation, qui permet d'obtenir plus sûrement la contraction d'un plus grand nombre d'entre elles.

H. Rendu.

I. MÉDICATION EXTERNE. — Révulsifs (pointes de feu) sur la colonne vertébrale et application des courants continus.

Ajouter les bains sulfureux, le repos des muscles, l'absence de surmenage de la moelle.

II. MÉDICATION INTERNE. — Donner de la noix vomique et dix gouttes de solution d'ergotine, à chaque repas.

ATROPHIE DES NERFS OPTIQUES.

Valude.

L'antipyrine, grâce à son action vaso-dilatatrice périphérique, amène une notable amélioration alors que tous les autres moyens échouent ; c'est surtout la vision de près qui se trouve améliorée.

Comme dans un nerf optique en voie d'atrophie, les divers faisceaux sont inégalement envahis par le processus de sclérose, il en résulte que l'antipyrine trouve dans ces différents départements vasculaires des foyers de résistance très variable.

Aussi les uns reviennent-ils à une irrigation vasculaire plus normale, tandis que les autres, résistant au médicament vaso-dilatateur, continuent à progresser dans la voie de l'atrophie. Cette circonstance explique que l'examen objectif, malgré une notable amélioration de la vision, ne révèle guère de changements dans la blancheur de la papille atrophiée, et que l'acuité visuelle de près se montre toujours meilleure que la vision éloignée, pour l'exercice de laquelle, le concours de tous les segments de la rétine est presque nécessaire.

Lorsque dans une névrite interstitielle, les phénomènes inflammatoires et congestifs ont cédé et que les mercuriaux cessent de pouvoir agir, au moment où la papille commence à devenir blanche, il est donc indiqué de ramener l'irrigation vasculaire du nerf optique par l'antipyrine. Plus on attendra et plus l'effet du médicament sera limité à certains faisceaux.

Administrer l'antipyrine en injections sous-cutanées d'une solution saturée (1 gramme, puis 2 grammes par jour) ; les piqûres peuvent être continuées très longtemps.

CÉPHALÉES

Germain Sée.

Il faut distinguer diverses espèces de céphalées :
1° Céphalées de surmenage scolaire ;
2° Céphalées de croissance ;
3° Céphalées cardiaques ;
4° Céphalées par débilitation du cœur et du corps, chez les très jeunes enfants.

Dans toutes ces céphalées, la douleur cède à l'emploi régulier et continu de l'antipyrine. Chez douze enfants de treize à dix-neuf ans, dont la plupart étaient atteints de céphalées cardiaques, l'antipyrine, à la dose de 3 grammes par jour, a réussi à calmer les douleurs

de tête au bout de deux ou trois jours, et à les faire
disparaître complètement, au bout de six semaines à
deux mois de traitement.

Jules Simon.

Il y a sept groupes de céphalées :

Céphalée de croissance. — Elle est surtout fron-
tale, s'exagère par le travail, coïncide avec des douleurs des jointures, des périostoses, de l'hypertrophie
du cœur.

TRAITEMENT. — Repos musculaire; toniques; alimentation riche, phosphate de chaux, bière de malt.

Céphalée par surmenage intellectuel. — Enfants
très intelligents et excitables, travaillant beaucoup,
ou au contraire, enfants retardés, qui ont peine à
suivre leurs études.

TRAITEMENT. — Dans le premier cas, cesser le travail intellectuel, recommander les exercices physiques
sous toutes les formes, en évitant la fatigue, l'hydrothérapie tiède ou seulement fraîche. Dans le second
cas, continuer modérément le travail intellectuel, et
recommander l'exercice.

Céphalée par troubles digestifs. — Chez les enfants qu'on nourrit trop souvent ou qui mangent trop
vite ; apparaît de une à trois heures après le repas.

TRAITEMENT. — Hygiène alimentaire bien réglée ;
amers avant les repas, boissons chaudes après. Traiter la constipation.

Céphalée d'origine nerveuse. — Comprend la céphalée des enfants surexcités par l'entourage et la vie
mondaine à laquelle on les mêle : celle des futurs névropathes, épileptiques ou hystériques. Se reconnaît
facilement.

TRAITEMENT. — Douches courtes, marche, massage.
Valériane, aconit et antipyrine pour les hystériques ;

belladone et bromures pour les épileptiques ; éviter les refroidissements.

Céphalée des enfants de souche rhumatismale ou goutteuse. — S'accompagne quelquefois de phénomènes congestifs intenses, qui simulent la méningite. Se reconnait aux antécédents héréditaires, à la coïncidence d'autres douleurs : névralgies, arthralgies, myalgies ; les urines renferment beaucoup de phosphates, d'oxalates et d'urates.

TRAITEMENT. — Alimentation modérée ; exercice au grand air ; bains de vapeur et frictions ; laxatifs ; alcalins ; salicylate de soude, à la dose de 25 à 30 centigrammes ; teinture de colchique, X à XV gouttes par jour.

Céphalée par anémie et intoxication. — Dans le premier cas, par manque d'air, mauvaise hygiène ; dans le second, par impaludisme, oxyde de carbone, médication excessive (iode, opium, digitale, belladone), urémie.

TRAITEMENT. — Il varie avec la cause.

Céphalée par lésions des organes des sens. — Pour l'*œil*, conjonctivites et kératites chroniques, iritis, qu'on calmera par le traitement local et par le sulfate de quinine à hautes doses ; troubles de réfraction, hypertrophie, astigmatisme, qui réclament des verres spéciaux.

Pour le *nez*, polypes muqueux, hypertrophie des cornets, qui réclament un traitement local.

Pour l'*oreille*, végétations adénoïdes, otites, corps étrangers du conduit auditif.

CHORÉE.

Charcot.

Chorée molle. — Recourir à l'emploi du drap

LEFERT. Syst. nerveux.   3 mouillé ; prescrire, dès que la chose est possible, les douches froides.

Faire exécuter des mouvements aux membres parésiés, dès que ces mouvements seront possibles.

Prescrire les ferrugineux, une alimentation réparatrice, une bonne hygiène, pour compléter le traitement.

Chorée rhytmique hystérique. — S'adresser soit aux inhalations d'éther, soit à celles de nitrite d'amyle.

Les effets des inhalations d'éther chez les hystériques ont quelque chose de particulier. Chez certains sujets, par exemple, ces inhalations peuvent servir à révéler, par la production des symptômes non équivoques, la maladie jusque-là restée latente ; chez d'autres, où celle-ci est, au contraire, en pleine activité, elles déterminent, très fréquemment, tantôt l'une, tantôt l'autre phase de l'attaque et quelquefois la série tout entière. Or une attaque, à un moment donné, chez une hystérique, peut jouer le rôle d'une crise favorable et provoquer la brusque cessation d'accidents fâcheux, qui, depuis longtemps peut-être, résistaient à tous les agents employés.

Germain Sée (1).

Chorée classique. — Il n'y a pas de médicament spécifique.

Dans les cas ordinaires, l'antipyrine et l'arsenic donnent les meilleurs résultats.

Si l'on soupçonne le rhumatisme, associer le salicylate de soude à l'antipyrine. Les bains sulfureux pourront aussi être utiles.

1. Pour la rédaction des articles Germain Sée, Aug. Voisin, Gilbert Ballet, Dejerine, Albert Robin et Dreyfus-Brissac, nous avons fait quelques emprunts aux articles de M. Marcel Baudouin dans la *Semaine médicale*.

Si le malade a des stigmates hystériques, on re-
courra aux bromures qui, malheureusement, débilitent
rapidement.

Chorées cardiaques. — Prescrire le chloral et l'hydrothérapie, associés à l'iodure de potassium et surtout
à l'iodure de calcium. S'il s'agit de cas simples, insister
sur les reconstituants, l'alimentation albumineuse et
la gymnastique.

Joffroy.

I. TRAITEMENT INTERNE. — Au-dessus de dix ans,
prescrire 4 grammes de chloral en trois prises, admi-
nistrées après le repas ; on donne 1 gramme le matin
à sept heures, 1 gramme vers midi, et 2 grammes le
soir vers six heures. On continue jusqu'à ce que
l'amélioration approche de la guérison.

Chez les enfants plus jeunes, vers six ou sept ans,
on emploie des doses plus faibles (2/3, 1/2 de la dose
précédente), mais en tâtonnant et en augmentant
toujours assez chaque prise pour produire sûrement
le sommeil dans l'espace de quinze minutes environ,
après l'ingestion de la dose.

Le mode d'administration que j'ai imaginé dissimule
très bien, pour les enfants, la saveur âcre, désagréable
et tenace du chloral. Se fondant sur la grande solu-
bilité du médicament dans l'eau (presque 4 de chloral pour 1 d'eau), on prépare une solution aqueuse
concentrée d'hydrate de chloral pur ; on prend d'autre
part de la gelée de groseille épaisse, à laquelle on
mélange la solution, de manière à obtenir une confiture au chloral, renfermant 1 gramme de médicament
actif par cuillerée à bouche, c'est-à-dire environ
1 gramme de chloral pour 20 grammes de gelée.

Cette méthode présente de sérieux avantages. La
nécessité, d'une part, de donner de fortes doses quo-

tidiennes, d'autre part, de les partager en un nombre de prises très limité, pouvait faire craindre qu'il fût plus difficile d'éviter l'action irritante et caustique du médicament.

La confiture au chloral élimine ces inconvénients : le principe actif est suffisamment dissimulé, mis lentement et en petite proportion à la fois en contact avec les parties chargées de l'absorber.

On doit suivre ce mode de traitement avec persistance pendant quinze jours, un mois ou même davantage, sans interruption, tenant ainsi l'enfant endormi douze à quatorze heures par jour, en plusieurs fois.

Car l'objet de la méthode est d'atténuer la chorée, d'abord en assurant le repos de la nuit, en second lieu, en procurant au petit malade, à plusieurs reprises dans la journée et surtout après les repas, une période de calme et de sommeil. La continuité de l'agitation est ainsi empêchée, et les forces de l'enfant sont plus sûrement ménagées. Du reste, rien n'empêche le malade, pendant la journée, de se lever, de marcher, de jouer, dès qu'il est sorti de ce sommeil volontairement provoqué, et qui est un des modes de traitement de sa maladie. C'est affaire de juste pondération, d'augmenter ou de diminuer les périodes de sommeil, en proportion de la violence des mouvements, du bénéfice que procure ce sommeil même, enfin suivant la marche de l'ensemble de la chorée.

II. TRAITEMENT EXTERNE. — Concurremment avec le chloral, employer le drap mouillé ; c'est un moyen simple, qui n'est nullement douloureux, ni désagréable et dont l'application est extrêmement facile.

On pratique l'enveloppement deux fois par jour, le matin et le soir. Il convient de se servir d'eau très froide, toujours à la même température (10° à 12° centigrades environ) ; on peut prendre de l'eau de puits pour réaliser cette condition.

Le drap est trempé, puis modérément exprimé, et étendu sur une toile cirée; le tout repose soit sur un lit de camp, soit sur une table, soit sur le parquet recouvert d'un matelas. On enveloppe alors, étroitement, le malade avec le drap mouillé, on le frictionne assez énergiquement, on le fouette avec le plat de la main, sur le tronc et surtout sur les membres. L'application dure en moyenne de deux à trois minutes.

Dès que la réaction se fait, que le malade commence à se réchauffer, sans enlever le drap mouillé, on enroule l'enfant plusieurs fois dans une grande couverture de laine, laissant seulement la tête à découvert, et on le reporte sur son lit. La réaction se complète, s'exagère; on laisse le petit malade une demi-heure dans cette sorte de bain de vapeur.

Pour activer la réaction, on peut mettre des boules d'eau chaude aux pieds.

L'enfant éprouve ordinairement un bien-être très marqué; il se produit une accalmie notable : souvent le malade s'endort profondément à la suite de l'enveloppement et se trouve moins agité au réveil.

On recommence l'opération deux ou trois fois par jour.

La répétition de ce moyen, ajouté au chloral, finit par avoir raison des chorées les plus violentes et les plus tenaces.

Dujardin-Beaumetz.

Prescrire les bromures et particulièrement le bromure de potassium ou de sodium; ce médicament réussit surtout dans les *chorées douteuses à substratum hystérique*, dans les *chorées intenses, compliquées d'accidents cardiaques*.

Le donner associé à l'arsenic, à la dose de 2, 3 et même 4 grammes par jour, pendant un certain temps.

Pourtant le bromure de potassium a ses inconvénients; il agit lentement, déprime et anémie les sujets. Ce sont de mauvaises conditions.

Le chloral n'est pas un médicament curateur de la chorée; cependant il rend de grands services, lorsque la maladie acquiert une grande intensité.

Administrer le chloral dans une grande quantité de véhicule, pour diminuer d'autant sa propriété irritante; la meilleure préparation est celle qui consiste à mettre le sirop de chloral dans du lait, additionné d'un jaune d'œuf.

Cadet de Gassicourt.

Chorée avec incoordination musculaire extrême. — Prescrire le chloral à doses progressives : 1 gramme le premier jour, et chaque jour suivant, 0,50 à 1 gramme de plus jusqu'à concurrence de 4 à 5 grammes en vingt-quatre heures.

Administrer, toutes les heures, une cuillerée à bouche de la potion et continuer jusqu'à ce que le sommeil se soit produit. De cette façon, on peut s'arrêter, quand l'effet produit est suffisant.

Quand la chorée est peu intense, cette méthode est excellente, car il n'est pas rare qu'au bout de la première ou deuxième cuillerée, on obtienne une somnolence suffisante.

Mais pour peu que l'agitation soit exagérée, les doses massives paraissent préférables (3 à 5 grammes par vingt-quatre heures, en huit à dix doses).

Au sommeil artificiel et à l'accalmie temporaire que produit le chloral, peut succéder une amélioration durable.

Ne pas continuer longtemps le traitement au chloral.

Donner ensuite le bromure à faibles doses, pour rendre définitive l'amélioration obtenue.

Prescrire l'arséniate de soude ; commencer par

5 milligrammes et arriver à 20 et 30 milligrammes.

Quand les autres traitements ont été inefficaces, quand il y a prostration des forces, pratiquer l'enveloppement dans le drap mouillé, quoiqu'il échoue très souvent.

Dumontpallier.

TRAITEMENT PAR LA SUGGESTION HYPNOTIQUE. — On sait combien les enfants sont facilement hypnotisables et suggestionables.

En quelques secondes, les jeunes choréiques entrent en hypnose, et deviennent insensibles à la piqûre.

Quelques séances de suggestion hypnotique suffisent pour modifier, puis pour guérir des chorées plus ou moins rebelles aux différents traitements antérieurement mis en usage. En même temps, le caractère des enfants est amélioré.

Ce traitement n'a pas d'inconvénient.

A. Voisin.

Donner le bromure et aller jusqu'à 8 grammes par jour.

Prescrire en même temps deux douches par jour, chaque douche durant 15 à 20 secondes: la gymnastique contribue beaucoup à la guérison.

Dans le cas d'échec, associer au bromure l'oxyde de zinc, à la dose de 20 centigrammes par jour, au maximum, en pilules, et abaisser la quantité de bromure à 4 grammes. On débute par 2 centigrammes d'oxyde de zinc pour arriver graduellement à 20 centigrammes.

Chez les jeunes filles, il est bon de donner en plus l'extrait de valériane.

Magnan.

Chorée vulgaire. — Employer le bromure, l'hydrothérapie, les toniques.

Chorées incoercibles. — Les injections sous-cutanées de chlorhydrate d'hyoscine font cesser les mouvements, pendant 5 à 7 heures. Se servir de la solution à 1/10⁰ et injecter, chez l'enfant, 1/2 à 1 milligramme par seringue de Pravaz; chez l'adulte, 1 à 2 milligrammes.

Gilbert Ballet.

Chorée vulgaire. — Elle tend spontanément vers la guérison. Repousser l'antipyrine.

La médication arsenicale à hautes doses ne paraît ni bien utile ni toujours inoffensive. Cependant, l'arsenic serait utile à doses modérées (X à XII gouttes, par jour, de liqueur de Fowler, chez les enfants au-dessus de dix ans; VI à VIII gouttes, au-dessous de cet âge).

L'hydrothérapie doit être surveillée; elle peut cependant fatiguer certains choréiques, chez lesquels l'hydrothérapie écossaise réussit mieux.

La gymnastique est rarement utile; ne la prescrire qu'aux sujets robustes.

Les toniques et le fer sont utiles, quand il y a de l'anémie. Les pulvérisations d'éther, le long de la colonne vertébrale, peu efficaces, doivent être réservées pour les cas intenses. Les bromures ne sont indiqués que dans les formes compliquées de troubles psychiques.

Une bonne hygiène est toujours nécessaire. Alimentation reconstituante, absence de fatigue, promenades courtes au grand air.

En fait, dans la majorité des cas, il ne faut pas traiter les choréiques; on leur ferait plus de mal que de bien.

Dejerine.

Chez les enfants, toute médication spéciale est inutile; recommander les toniques, le massage, les bains salés, la gymnastique suédoise, les frictions sèches. Une bonne hygiène est indispensable et quelquefois la suggestion à l'état de veille peut être utile.

Chez l'adulte, ajouter à ces moyens les différents bromures, dont il faut donner des doses considérables pour avoir des effets sérieux. Malheureusement, le traitement fatigue alors beaucoup les sujets.

Albert Robin.

L'antipyrine réussit très bien dans le traitement de la chorée vulgaire : au maximum, 2 grammes par jour, en quatre prises de 50 centigrammes, associées chacune à 25 centigrammes de bicarbonate de soude. On l'administre pendant 8 jours, puis on la remplace par la potion suivante :

Arséniate de soude	5 centigr.
Eau.	100 gr.

Deux cuillerées à bouche par jour.

Une fois la potion épuisée, on revient à l'antipyrine, et ainsi de suite.

L'antipyrine augmente l'excrétion du phosphore, incomplètement oxydé dans les urines ; c'est là l'expression chimique de sa lésion élective, de son action sur les tissus ; elle ralentit ainsi les oxydations nerveuses.

Donc, de par la clinique, l'expérience et la chimie, l'antipyrine est un agent de dépression et d'inhibition nerveuse. Cette bienfaisante influence a été prouvée pour les centres thermogènes et sensitifs ; mais les centres excito-moteurs du névraxe ne doivent pas échapper à cette loi du ralentissement des réactions nerveuses.

Or, la chorée réalise une occasion expérimentale toute trouvée d'essayer l'action modératrice de l'antipyrine sur les centres moteurs cérébro-spinaux anormalement excités. Et l'expérience a confirmé nos prévisions.

Huchard.

Chorée hystérique. — Faire des pulvérisations de chlorure de méthyle, pendant quelques secondes, le long de la colonne vertébrale.

Dreyfus-Brissac.

Chorée rhumatismale. — Employer l'antipyrine à petites doses, associée à la poudre de Dower ; les traitements externes, douches, bains, gymnastique, sont contre-indiqués, car ils peuvent amener des accidents rhumatismaux francs.

Chorée névropathique. — Le bromure de potassium convient, ainsi que la jusquiame ; on peut conseiller les pulvérisations d'éther, le long de la colonne vertébrale, surtout à titre de traitement « moral ».

Féré.

Administrer le chloralose, à la dose de 75 centigrammes ; les mouvements de la chorée disparaissent.

Le choralose ne provoque aucun trouble gastrique ; j'ai fait prendre à un malade ce médicament à fortes doses, pendant plus de vingt jours, sans qu'il soit aucunement incommodé.

D'Heilly.

Dans les cas *légers*, recourir au traitement hygiénique et diminuer l'éréthisme cérébral. Prescrire l'arsenic, surtout chez les chlorotiques et les lymphatiques, sous forme de granules de 1 milligramme (1 à 5 par jour; ne pas dépasser 10), ou de liqueur de Fowler (IV à V gouttes, trois fois par jour); surveiller l'action du médicament. Employer aussi le fer, les amers, les bains sulfureux. L'hydrothérapie est contre-indiquée chez les rhumatisants.

En cas d'insomnie : bromure de potassium, pendant peu de temps, à cause de son action anémiante.

Gymnastique rythmée.

Dans les cas *graves* : chloral, à la dose de 4 à 5 grammes, à partir de cinq à six ans, ou antipyrine. (1)

CONGESTION CÉRÉBRALE.

Germain Sée.

I. MÉDICATION EXTERNE. — Saignée du bras, ou mieux sangsues à l'anus et ventouses scarifiées à la nuque.

Frictionner les jambes avec le liniment suivant :

Alcoolat de Fioravanti. . . . . 100 gr.
Essence de moutarde . . . .   4 —

M. S. A.

II. RÉGIME. — Air frais; tranquillité physique et morale; diète lactée.

III. MÉDICATION INTERNE. — Lavement purgatif.

Pilules d'aloès et de savon, ou mieux 32 grammes de sel de Seignette dans du bouillon d'herbes, si le malade peut avaler.

1. On trouvera, dans la *Pratique des Maladies des Enfants dans les hôpitaux de Paris*, par Paul LEFERT, l'indication des traitements préconisés par MM. Jules Simon, Legroux, Descroizilles, Sevestre, A. Ollivier, Comby, Variot, etc., p. 50 et 249.

Potion :

> Sirop de digitale . . . . } àà 100 gr.
> — de pointes d'asperges. . . }
> Bromure de potassium. . . . . .   20 —

Deux à trois cuillerées à soupe, par jour.

Huchard.

Injections hypodermiques avec :

> Ergotinine . . . .   1 centigr.
> Acide lactique.   2   —
> Eau de laurier-cerise. . . . .   10 gr.

Une à quatre injections, par jour.

Dujardin-Beaumetz.

> Extrait fluide d'Hamamelis virgi-
>   nica. . . . .   20 gr.
> Sirop d'écorce d'oranges amères . . .   50 —
> Teinture de vanille. . . . .   XX gouttes.

A prendre par petites cuillerées.

CONTRACTURES.

Charcot.

Contractures compliquées. — Lorsque la contracture spasmodique se complique de rétractions fibro-tendineuses, le spasme peut disparaître spontanément, mais la lésion fibreuse demeure indélébile, et maintient indéfiniment la déformation originellement spasmodique.

La chirurgie seule a, dans ces cas, les moyens de redresser l'attitude vicieuse, et maintenant seulement

doit se poser la question d'une intervention chirurgicale.

Dès à présent, on la pourra résoudre à coup sûr.

Lorsque, dans un cas de contracture, l'élément spasmodique aura disparu et qu'on sera assuré que la
déformation est le résultat de rétractions fibro-tendineuses, qui seules s'opposent à la bonne position et à
l'usage des membres, il y aura lieu de recourir à une
opération consistant dans la section des tendons ou
des brides qui maintiennent l'attitude vicieuse.

Or, on peut constater cliniquement l'absence du
spasme musculaire et se rendre compte du siège des
lésions fibreuses, puisque l'exploration pendant la
narcose chloroformique, qu'il sera prudent, pour le
moins, de tenter avant de prendre une décision, confère
une certitude presque absolue à cet égard.

Dans cette question, les indications chirurgicales sont
même d'une précision saisissante, puisque dans le
cas de *spasme* non seulement il faut s'abstenir, mais
encore toute intervention est condamnable et que dans
le cas de *rétraction fibreuse*, l'opération est seule capable de guérir.

Il s'agira seulement de diagnostiquer avec certitude si la cause de la déformation réside dans la contracture musculaire, ou dans la rétraction fibro-ten-
dineuse.

Donc, même au point de vue thérapeutique, la contracture spasmodique conserve ce caractère unitaire
qui lui mérite d'être considérée comme une entité
séméiologique distincte, malgré la diversité des affections qui lui donnent naissance.

Dieulafoy.

Contracture faciale. — La faradisation doit être

employée avec la plus grande prudence, car, mal appliquée, elle n'est pas étrangère au développement des contractures.

CONVULSIONS.

Jules Simon.

I. Contre l'attaque. — Placer l'enfant, libre de tout vêtement, dans une pièce fraîche; inspecter les téguments et faire disparaître toute cause d'irritation (épingle, parasite).

Lavement immédiat d'eau bouillie et de sel.

Quelques gouttes d'éther sur un mouchoir.

Plonger l'enfant dans un bain sinapisé; l'essuyer avec soin.

Mettre l'enfant au lit, et lui donner la potion suivante, par cuillerées à dessert :

Eau de tilleul..............	100 gr.
Sirop de fleurs d'oranger.......	30 —
— de codéine...........	5 —
Bromure de potassium........	1 —
Musc	10 centigr.

M. — Pour un enfant de deux ans.

Frictions avec l'essence de térébenthine; bains tièdes prolongés.

Si l'on soupçonne quelque cause cérébrale : sangsues derrière les oreilles, calomel et bromures alcalins à l'intérieur.

Vomitifs, vermifuges.

II. Après l'attaque. — Aux enfants d'un an : prescrire le bromure à la dose quotidienne maxima de 20 centigrammes, à prendre en deux prises : chaque prise avant une tétée.

De un à deux ans : dose quotidienne, 40 centigrammes en deux fois, dans un sirop ou, mieux, dans un véhicule abondant et au moment des repas.

De deux à trois ans : dose quotidienne, 1 et même 2 grammes, mais par doses progressives, pendant trois ou quatre jours. Puis, suspension du traitement bromuré, durant une semaine.

Au delà de trois ans, donner les doses massives, en observant avec soin les effets.

Descroizilles.

Transporter l'enfant dans une pièce fraîche, le débarrasser de ses vêtements, constater s'il n'existe rien pouvant irriter les téguments, comme le ferait une épingle, l'étendre sur un lit un peu dur.

Lui faire des lotions fraîches ou le plonger dans un bain tiède ordinaire ou additionné de farine de moutarde. Ces lotions peuvent être faites sur tout le corps ; on se trouve souvent bien d'affusions froides sur la tête ou d'une irrigation prolongée au moyen d'un jet d'eau froide qu'on laisse tomber sur la fontanelle.

Si l'irritation vient du tube digestif, provoquer le vomissement, en titillant la luette ou bien prescrire un vomitif.

Si le ventre est tendu, administrer un purgatif (10 à 20 centigrammes de calomel, ou 5 à 15 grammes d'huile de ricin, ou bien encore 8 à 10 grammes de manne délayée dans du lait).

Si l'enfant a rendu des vers, prescrire un vermifuge.

Lorsqu'il y a hyperémie cérébrale, appliquer quelques sangsues derrière les oreilles, parfois même à l'extrémité inférieure des cuisses ou à la région tibiotarsienne, pour faire cesser l'accès. Chez les enfants vigoureux, pratiquer une saignée au bras ou à la saphène.

Quelques moyens de valeur variable peuvent parfois

réussir, telles sont l'application de cataplasmes chauds, additionnés de farine de moutarde et appliqués sur les membres inférieurs, ou la compression de la carotide, pratiquée avec précaution.

Les inhalations de chloroforme donnent de bons résultats, mais très passagers; leur répétition n'est pas sans dangers; il faut donc en user avec prudence.

Quand l'état convulsif se prolonge, administrer :

Oxyde de zinc. . . . . . .   }   àà 5 à 10 centigr.
Jusquiame . . . . }

Le bromure, associé au chloral, donne surtout de bons résultats; donner, pour le bromure, de 50 centigrammes à 1 gramme, aux très jeunes enfants; de 2 à 4 grammes, chez les enfants plus âgés; de 4 à 6 grammes, chez ceux qui approchent de l'adolescence. Les doses de chloral doivent être de 5 centigrammes, chez les nouveaux-nés; de 15 à 20 centigrammes, chez les nourrissons; de 20 à 30 centigrammes, au-dessus de deux ans; de 40 à 80 centigrammes, chez les enfants de sept à douze ans. L'administration du chloral doit être promptement suspendue, et reprise si besoin est.

Une fois l'accès passé, maintenir l'enfant pendant quelque temps au repos absolu. Ensuite, administrer des toniques variés, tout en continuant l'usage prolongé du bromure. Faire prendre de temps en temps de petites doses de calomel, de valériane et d'oxyde de zinc; prescrire aussi des affusions froides sur la tête, des frictions générales, des bains tièdes assez fréquents et une hygiène alimentaire sévère.

Variot.

L'enfant, pris de convulsions, sera immédiatement débarrassé de ses vêtements et surtout de ceux qui, le serrant au cou, pourraient gêner la respiration,

lorsque les muscles de cette région entreront en contraction.

Il sera placé dans un grand lit, pour qu'il ne risque pas de se blesser dans ses mouvements incons-
cients.

Bien aérer la chambre.

I. TRAITEMENT EXTERNE. — Plonger l'enfant
dans un grand bain tiède, et entretenir sur sa tête
des compresses d'eau froide ou glacée. N'employer
les sinapismes que s'il parait inanimé.

II. TRAITEMENT INTERNE. — Administrer des
préparations calmantes de bromure de potassium;
recourir au chloroforme, si les convulsions se pro-
longent : le chloroforme bien administré a sauvé la
vie à beaucoup d'enfants.

CYSTALGIE UTÉRINE.

Jules Chéron.

Trois indications :

1° Combattre le spasme douloureux du muscle vé-
sical;

2° Combattre l'état catarrhal, qui accompagne ordinairement la cystalgie et qui l'exagère;

3° Diminuer l'irritabilité du centre génito-spinal.

Pour remplir la première indication, on peut s'a-
dresser utilement aux préparations de belladone, de
jusquiame, aux bromures d'ammonium, de potassium, de sodium; mais on atteindra le but plus rapidement encore et plus sûrement au moyen du bromure de camphre, dont l'action antispasmodique est
remarquable, dans le cas actuel, et que l'on formulera
de la façon suivante :

Bromure de camphre . . . .   2 gr.

En vingt pilules ; prendre une pilule toutes les quatre heures, sans dépasser quatre pilules par jour.

Pour remplir la seconde indication, nous conseillons l'emploi de la teinture de thuya occidentalis, qui, s'éliminant en grande partie par les urines, modifie en peu de jours l'état catarrhal des voies urinaires. On prescrit cette teinture à la dose de XXX à XL gouttes par jour, par doses fractionnées de X gouttes, prises dans un peu d'eau rougie.

Pour diminuer l'irritabilité du centre génito-spinal, faire une révulsion légère le long de la région lombo-sacrée du rachis, à l'aide de petits vésicatoires volants, de pointes de feu ou encore par des frictions, plus ou moins prolongées et répétées deux ou trois fois par jour, avec le liniment suivant :

Chloroforme	10 gr.
Ether	15 —
Alcool camphré	90 —

DÉLIRE.

Ball et Chambard.

Délire aigu. — Soustraire le malade à une lumière trop vive et à toutes les causes d'excitation ou d'agitation ; lui administrer des bains à température modérée pendant la première période, de la belladone pendant la deuxième période.

Dans les formes dépressives du délire aigu, prescrire la médication tonique sous toutes ses formes, et en particulier l'extrait de quinquina, à doses un peu élevées.

Rougir la peau au moyen de sinapismes, de pédiluves sinapisés, de frictions pratiquées avec une

une brosse rude ; agir sur l'intestin à l'aide de lavements purgatifs.

Si les malades refusent les aliments, prescrire des lavements nutritifs, puis recourir au procédé de Fernet, qui consiste à introduire dans le nez du patient, et jusqu'à l'arrière-cavité des fosses nasales, le bec d'une cuillère ou d'une cafetière, construite pour cet usage, et à faire écouler doucement le liquide alimentaire qu'elles contiennent. Celui-ci glisse sur le plan incliné formé par le plancher des fosses nasales, et tombe directement dans le pharynx, où il est dégluti, en dépit des efforts du malade.

Dujardin-Beaumetz.

No 1. Sirop de groseille	40 gr.	
Méthylal	1 —	
Eau distillée	110 —	
No 2. Paraldéhyde	2 à 4 gr.	
Eau de tilleul	70 —	
Teinture de vanille	XX gouttes	
Sirop de laurier-cerise	30 gr.	

à donner par cuillerée à soupe, toutes les deux heures.

Huchard.

No 1. Uréthane	3 à 4 gr.	
Sirop de fleurs d'oranger	15 —	
Eau distillée de tilleul	40 —	

en une fois.

No 2. Hypnal . . . . $0^{gr},50$ à 1 gr.

en cachets ou potions.

No 3. Hypnone . . . . IV à VIII gouttes

dans une infusion théiforme ou en perles de 5 centigrammes, une à quatre (ne pas le prescrire aux cardiaques).

N° 4. Morphine à 1/50.

en injections sous-cutanées.

N° 5. Chloral........................ 1 à 4 gr.

en potions ou en lavements.

Lancereaux.

Délire aigu. — Dans les formes légères, la guérison est la règle ; elle est toujours marquée par le retour du sommeil.

Dans les formes aiguës et suraiguës, la vie du malade dépend du médecin. Si l'intervention est précoce, rapide et surtout énergique, la mort est rare, mais la moindre hésitation dans l'application du traitement et une dose médicamenteuse insuffisante peuvent être la cause d'une terminaison fatale.

Magnan.

Délire chronique. — I. TRAITEMENT MÉDICAL. — Il n'y a pas de médication spécifique ; les toniques, le fer, le quinquina, les alcalins sont employés avec avantage.

Les diverses médications puisent leurs indications spéciales non dans les caractères du délire, mais bien dans l'état général du sujet, et elles doivent donc varier suivant le malade. Chaque sujet réclame un traitement particulier.

Quelquefois, dans le cours du délire chronique, survient de l'excitation avec une activité plus grande des troubles sensoriels et du délire. Pendant ces épisodes, dont l'intensité reste au-dessous de l'accès maniaque, on emploie avec profit les sels bromurés et les bains tièdes simples ou alcalins.

II. HYGIÈNE.— Quelques règles d'hygiène conviennent à tous les sujets.

Assez souvent, ces aliénés, poursuivis par l'idée d'empoisonnement, se nourrissent mal, d'une façon insuffisante et irrégulière ; ils prennent quelquefois des aliments d'une digestion difficile et provoquent ainsi des troubles digestifs, qui, à leur tour, sont causes de délire. Il faut donc conseiller la plus stricte régularité dans les repas ; faire prendre autant que possible les viandes grillées et rôties, proscrire les aliments de digestion difficile, les sauces, les mets trop épicés, l'alcool, les liqueurs et le café ; ordonner une courte promenade après chaque repas ; en un mot, faciliter le travail de la digestion, éviter tous les malaises.

Le changement de milieu produit le plus souvent une rémission, de courte durée d'ailleurs, dans les troubles sensoriels. Les voyages sont d'ordinaire suivis d'une phase de tranquillité.

La séquestration est de même habituellement suivie d'une rémission : elle a en outre le double avantage de placer le délirant chronique et le persécuté-persécuteur à l'abri des causes d'excitation qu'ils rencontrent au dehors et de mettre obstacle à leurs agressions. Elle constitue ainsi une mesure qui, à la fois, sauvegarde leur propre intérêt et assure la sécurité publique.

Bouchereau.

Délire émotif. — Lorsque les manifestations nerveuses sont sous la dépendance d'états accidentels, sur lesquels un traitement approprié peut avoir une

Influence réelle et curative, il faut s'adresser à la cause et à l'élément nerveux simultanément.

I. TRAITEMENT DE LA CAUSE. — Il varie évidemment suivant les circonstances dont relève la maladie, et diffère suivant les cas.

II. TRAITEMENT DE L'ÉLÉMENT NERVEUX. — Il consistera surtout dans l'usage prolongé des diverses substances agissant comme calmants sur le système nerveux, au premier rang desquels on doit citer particulièrement les bromures alcalins.

III. MOYENS EXTERNES. — Recommander l'hydrothérapie, sous forme de douches en jet; on obtiendra souvent de très bons résultats.

Lorsque celles-ci ne pourront être supportées, comme il arrive quelquefois, lorsqu'il existe une hyperesthésie générale de toute la surface cutanée, recourir aux grands bains prolongés, soit simples, soit aromatisés avec la racine de valériane, par exemple.

IV. HYGIÈNE. — Soumettre les malades à une hygiène rigoureuse et sévère, qui complétera le traitement médical proprement dit.

DELIRIUM TREMENS.

Dujardin-Beaumetz.

Une à trois fois par jour, faire une injection souscutanée de 5 milligrammes de sulfate de strychnine.

Le chloral, employé à la dose moyenne de 4 grammes, procure la guérison en moins de deux jours.

Magnan.

I. TRAITEMENT HYGIÉNIQUE. — Une des premières indications à remplir, c'est d'isoler les malades. En effet, presque tous présentent une violente agitation, au moins dans les premiers jours de l'accès ; il faut donc protéger le malade contre lui-même et l'empêcher de nuire à son entourage.

Rejeter résolument la camisole de force comme moyen de coercition ; elle favorise les stases veineuses, épuise les malades et augmente l'agitation par l'effort qu'ils font pour s'en délivrer ; que dans cet état, le malade vienne à se débattre, qu'il fasse quelques efforts, la face s'injecte rapidement, les yeux sont brillants, les jugulaires turgescentes se désemplissent avec peine ; le cou gonflé s'étrangle contre le bord rigide de la camisole.

Dans bien des cas, une chambre obscure, soigneusement matelassée et dans laquelle le malade se débat à son aise, suffit amplement à remplir le but désiré.

Se servir aussi d'un maillot en toile, qui forme en quelque sorte la doublure d'un vêtement en drap pour l'hiver et en étoffe légère pour l'été. Il s'adapte assez exactement sur la surface du corps, sans exercer de pression en aucun point ; le corsage est muni de quatre œillets de chaque côté, placés deux par deux à la même hauteur pour le passage des cordons ; ceux-ci enlacent le bras et s'attachent derrière lui, ils sont cousus en dedans, et restent cachés quand ils ne servent pas. La manche présente sur la partie externe deux petits anneaux fixés, pour plus de solidité, sur un ruban cousu dans toute la longueur ; les cordons passent dans ces anneaux, qui, en les empêchant de se déplacer, rendent inutile une forte constriction. L'extrémité de la manche est munie d'œillets, qui, rapprochés par un cordon, forment un cul-de-sac où se loge la main ; celle-ci est alors introduite dans la poche du caleçon ouverte à sa partie inférieure pour le passage des liens qui enlacent le pantalon et s'attachent en arrière ; des anneaux leur servent de point d'appui et le sous-pied s'oppose à son tour à tout déplacement. Le dos du maillot est ouvert jusqu'à la partie inférieure ; vers le périnée, il se trouve fermé jusqu'à la ceinture par un cordon passant dans des œillets ; le reste est réuni par trois ou quatre boutons faciles à défaire, toutes les fois que les besoins l'exigent. Ce maillot peut rendre de grand services dans les cas assez nombreux où l'on ne possède pas toutes les ressources en personnel et en isolement qu'offrent les asiles d'aliénés.

Il ne faut pas empêcher le malade de crier, de s'agiter, car ces mouvements sont plutôt utiles que nuisibles, parce qu'ils provoquent bientôt des sueurs abondantes et le sommeil.

Comme boisson, donner des tisanes amères, par exemple celles de gentiane, qui calment la soif ardente des malades et excitent leur appétit.

Une nourriture fortifiante est nécessaire pour réparer des forces épuisées par une agitation incessante. Recourir aux œufs, au jus de viande, au lait, au bouillon, au chocolat, au café, à l'extrait mou de quinquina, donné à la dose de 2 à 6 grammes en potion, ou en électuaire associé à la conserve de roses. Cette médication si simple donne des résultats très satisfaisants.

Dans quels cas faut-il se borner au traitement hygiénique ? Les formes légères en sont tout particulièrement justiciables. Mais les cas graves eux-mêmes en sont justiciables, particulièrement la forme adynamique, typhoïde, du *delirium tremens*. Elle nous paraît un peu moins bonne pour les formes ataxiques. Là, en effet, l'épuisement rapide et extrême du cerveau est fort dangereux.

II. TRAITEMENT MÉDICAL. — Employer la strychnine, l'extrait de noix vomique, mais surtout comme stomachiques.

Les effets du chloral sont vraiment bons ; il calme rapidement les malades, restaure leurs forces produit la sédation de leur système nerveux par le sommeil. Mais il faut craindre que le chloral, dans certains cas, ne favorise la tendance au coma, qui se termine bien souvent par la mort.

DIARRHÉE NERVEUSE.

Albert Mathieu.

Il y a nécessité de viser l'état constitutionnel prédisposant à la névropathie.

Ce qui réussit le mieux, d'une façon générale, c'est l'hydrothérapie, les douches froides, particulièrement les douches en jet.

La gymnastique, le massage, la climatothérapie sont de nature à rendre des services.

Le rôle des émotions morales, des travaux intellectuels, des préoccupations excessives, étant démontré, il en découle une indication bien nette.

Les sédatifs du système nerveux, le bromure, la valériane peuvent aussi être employés. Le valérianate d'ammoniaque parait très utile dans des conditions semblables.

DIPSOMANIE.

Magnan.

Que doit-on faire en présence d'un dipsomane ?

I. HYGIÈNE ET RÉGIME. — Si l'on est prévenu à temps, il faut d'abord le séquestrer : ce sera l'empêcher de donner carrière à son impérieux besoin de liqueurs fortes ; ce sera le protéger contre lui-même et l'empêcher de nuire à son entourage.

Mais en outre, comme les excès de boissons commis antérieurement rapprochent le malade d'un alcoolique ordinaire, il faudra faciliter l'élimination du poison par l'ingestion de tisanes en quantité.

Remonter l'énergie morale et relever la santé physique par l'alimentation au moyen de jus de viande, de la viande râpée, du lait, des œufs ; à cette alimentation, on adjoindra un traitement tonique.

II. Traitement moral. — Il est utile sans doute, mais insuffisant. Les distractions, les conseils affectueux, les raisonnements les mieux étagés n'ont qu'une bien faible action sur le dipsomane, pendant sa période active.

III. Traitement médical. — L'hydrothérapie méthodiquement appliquée, et, en particulier, les douches froides, en éventail, sur tout le corps, excepté sur la tête, donnent de bons résultats.

Recommander l'arsenic pour agir sur la nutrition générale, et, si son usage est longtemps continué, on laissera des périodes intercalaires plus ou moins longues de repos. Le formuler de la manière suivante :

> Eau distillée de laurier-cerise....   4 gr.
> Arséniate de soude...............   10 centigr.
> Eau distillée..................... 200 gr

Quand il survient de l'excitation et que l'insomnie persiste, recourir aux bains tièdes, aux bains mucilagineux, aux bains de tilleul et simultanément, donner au repas du soir de 4 à 6 grammes de bromure de potassium ; faire usage, de préférence, des polybromures, si l'on doit continuer longtemps cette médication.

Parfois, le dipsomane est profondément déprimé et les bains sulfureux sont indiqués, mais l'on tirera alors grand profit des bains d'air chaud térébenthinés, suivis d'une immersion dans l'eau froide ou d'une douche froide, en éventail. C'est un des plus puissants modificateurs et il est rare que le malade ne soit très heureusement influencé par ce moyen thérapeutique, d'ailleurs très énergique.

DOULEUR (1).

Hayem.

Comment peut-on mettre en œuvre les nombreux moyens dont nous disposons pour combattre la douleur? Pratiquement, on peut choisir comme guide principal, c'est-à-dire comme source des indications, les caractères séméiologiques et cliniques suivants :

1°. *L'intensité plus ou moins grande de la douleur.* L'urgence de l'intervention est en rapport avec l'acuité des souffrances ; la nature des agents et des moyens doit varier avec la violence plus ou moins grande de la douleur.

La douleur peut être atroce et causer la mort par sa seule intensité (*coliques hépatiques* et *néphrétiques, angine de poitrine*). Le moyen héroïque serait, en pareille circonstance, la chloroformisation ; mais il est souvent interdit de recourir à l'anesthésie générale, soit parce qu'en pareil cas, l'excitabilité exagérée des nerfs sensitifs prédispose à la syncope, soit, et cela surtout dans l'angine de poitrine, à cause des troubles circulatoires concomitants. Heureusement, ces douleurs atroces sont rares et, dans le plus grand nombre des cas, les injections hypodermiques de morphine suffisent. Il faut même considérer comme une règle ne comportant guère d'exception, de pratiquer une injection de ce genre, dès qu'on est appelé auprès d'une personne en proie à de vives souffrances. De plus, on

1. Voyez, en outre. *Ataxie, Migraine, Névralgie, Névrose.*

pourra toujours, pendant que se développent les effets de la morphine, venir en aide au malade par d'autres moyens.

Effrayés par les progrès de la morphinomanie, les médecins ont tenté de remplacer la morphine par des calmants nouveaux, utilisables hypodermiquement. La cocaïne, l'antipyrine ont été surtout essayées ; elles se sont montrées très inférieures à la morphine en cas de douleur violente. Dans les cas de ce genre, l'indication de la morphine reste absolue.

Dans les douleurs fortes, mais moins intolérables, on n'a pour ainsi dire que l'embarras du choix. Rien de plus heureux, car on se heurte assez souvent à des résistances imprévues, difficiles à vaincre. Les agents et les moyens qui ont réussi chez certains malades échouent au moment où l'on se croit en droit de compter sur eux ; on est obligé de changer. En outre, tel médicament, après s'être montré utile pendant un certain temps ou à une certaine période de l'évolution de l'affection douloureuse, peut, par accoutumance de l'organisme, devenir infidèle ou inactif.

Il semblerait dès lors que le médecin en soit réduit à agir par tâtonnements ; il en serait ainsi si l'intensité de la douleur était la seule base de la médication. Mais il y a d'autres indications qui doivent entrer en ligne de compte, et qui permettent de prescrire une médication méthodique et utile.

2° Le *siège des douleurs.* Les moyens peuvent être subordonnés au siège variable des douleurs : face, tronc, membres ; à la plus ou moins grande profondeur des douleurs : peau, troncs nerveux profonds.

3° La *marche des phénomènes douloureux.* Le choix des moyens et leur mode d'application sont dans une certaine mesure en rapport avec la marche continu, paroxystique ou périodique des douleurs.

4° *L'ancienneté de l'affection douloureuse.* Les do

leurs aiguës, récentes, sont justiciables de moyens qui échouent dans les cas anciens.

Tout en restant sur le terrain de la médication pure, il ne faut négliger aucune des indications qui peuvent se rattacher à la cause organique de la douleur, lorsque cette cause se dégage de l'examen clinique.

Dujardin-Beaumetz.

Soulager la douleur est une œuvre divine, a dit Hippocrate, et les efforts de la médecine ont été de tout temps dirigés vers ce but.

La découverte de l'*opium* et de ses *alcaloïdes* avait fait faire un grand pas à cette question.

Mais si l'on est arrivé à calmer la douleur par les *injections de morphine*, l'accoutumance au médicament a créé la morphinomanie. Pour remédier à ce danger, il faut éviter l'abus.

On a aussi préconisé, pour remplacer la morphine la *narcéine* et la *méco-narcéine*, association de plusieurs alcaloïdes, mais c'est un produit trop complexe, trop irrégulier, pour entrer dans la pratique courante.

Après la morphine, vient l'*atropine*, trop dangereuse, puis la *solanine*, dont l'action est inégale, l'*aconitine*, qui ne s'adresse qu'aux névralgies de la face, et enfin les analgésiques nouveaux, tirés de la série aromatique.

En premier lieu, l'*acide salicylique*, dont les doses doivent être très élevées, sous peine de ne pas réussir.

Puis la *diméthyloxyquinisine*, vulgairement *antipyrine*. C'est M. Germain Sée qui, le premier, a fait valoir les propriétés analgésiques de ce médicament, tout d'abord uniquement considéré comme antithermique.

La voie hypodermique, très vantée au début, est un peu abandonnée aujourd'hui à cause des douleurs locales produites par les solutions concentrées. Il faudrait se servir de solutions plus étendues, 5 pour 20 par exemple, et multiplier les injections sans dépasser 1 à 3 grammes par jour, de crainte d'accidents.

Après l'antipyrine, vient l'*acétanilide* ou *antifébrine*.

Puis la *phénacétine* ou plutôt les *phénacétines*, car il y a l'ortho, la méta- et la para-acet-phénétidine; cette dernière est la plus utilisée, sous son nom générique de *phénacétine*, à la dose de 50 centigrammes, répétée deux ou trois fois par jour ; la phénacétine agit comme l'antipyrine, comme l'acétanilide, et fait disparaître les phénomènes douloureux, quelles que soient les manifestations. Elle est malheureusement très insoluble, ce qui la rend peu maniable.

Ensuite vient la *méthylécinilide*, ou *exalgine*, qui est sans saveur ni odeur, mais qui ne se dissout que dans l'alcool ou l'eau alcoolisée.

L'exalgine devrait avoir le premier rang, si elle n'était pas si insoluble, parce qu'elle est très active et n'occasionne pas d'éruption. Ici, on doit rester dans les doses faibles, 25 centigrammes deux fois par jour.

Voici une bonne formule :

Exalgine..............................	2 gr. 50
Teinture de zestes d'oranges.......	5 —
Eau.................................	120 —
Sirop d'écorces d'oranges..........	30 —

M. — Une cuillerée à soupe (25 centigrammes), matin et soir.

En cachets médicamenteux, l'administration est plus facile, mais l'action est moins grande.

L'exalgine a fait quelquefois disparaître des douleurs qui avaient résisté à tous les autres analgésiques.

DYSBASIE AMNÉSIQUE.

Seglas et Sollier.

Si les images visuelles sont facilement éveillées, ramener les images de la marche, en faisant regarder au malade, avec attention, les mouvements de personnes qui marchent, et en même temps, en lui faisant exécuter passivement les mêmes mouvements.

DYSPEPSIE NERVEUSE.

Laveran.

Dyspepsie nerveuse. — Prescrire :

    Chlorhydrate de morphine.........   1 centigr.
    Eau distillée..................... 125 gr.

Une cuillerée à café, avant ou après chaque repas.

Huchard.

I. TRAITEMENT INTERNE. — Prescrire :

    Chlorhydrate de cocaïne..........   50 centigr.
    Acide chlorhydrique..............   2 gr. 50
    Eau distillée....................   50 —
    Elixir de Garus.................. 250 —

Un verre à liqueur, après chaque repas.

II. HYGIÈNE. — Diète lactée. Alimentation légère et en petite quantité.

Éviter les veilles prolongées.

Albert Mathieu.

Dyspepsie neurasthénique. — On peut distinguer trois formes :

1° La dyspepsie vaso-motrice, avec ou sans hypochlorhydrie ;

2° L'hyperchlorhydrie :

3° L'hypochlorhydrie et stase gastrique permanente, avec ou sans hyperacidité organique.

1° *La dyspepsie vaso-motrice avec ou sans hypochlorhydrie* est la forme la plus fréquente : la langue est normale, l'appétit est conservé, le repas est suivi d'un bien-être remarquable, mais qui ne dure pas. Au bout de vingt minutes à une heure, survient la pesanteur au creux épigastrique, la sensation de malaise général, la lourdeur de tête. Tous ces phénomènes durent de deux à trois heures pour recommencer au repas suivant. A un degré plus grave, il s'y ajoute du ballonnement du ventre, des renvois inodores et sans aigreur. L'atonie porte autant sur l'intestin que sur l'estomac ; mais les bruits anormaux qui caractérisent la distension des cavités digestives disparaissent après la digestion.

L'estomac, distendu et s'élevant vers le thorax, gêne les mouvements respiratoires et les contractions cardiaques, qui amènent alors des signes propres.

L'analyse du contenu de l'estomac montre que la digestion se fait dans des conditions normales, sans hyperacidité et sans fermentations anormales. Les phénomènes intestinaux en dehors du ballonnement sont : la constipation alternant avec des selles diarrhétiques, ou présentant les caractères de l'entérite pseudo- ou muco-membraneuse ; les hémorrhoïdes ne sont pas rares.

L'amaigrissement, la perte des forces qu'on observe dans certains cas justifie la division en *formes bénignes* et *formes graves.*

α. *Formes bénignes.* — Le malade ressent au creux épigastrique, une douleur précoce, quelquefois tardive ; il a de la flatulence, des renvois aigres, du pyrosis. Les douleurs tardives, en rapport avec la digestion intestinale, surviennent deux à trois heures après le repas, et siègent vers l'ombilic, donnant l'illusion de coliques, qui surviennent parfois la nuit et gênent le repos des malades.

β. *Formes graves*. — Elles peuvent par elles-mêmes provoquer l'inanition ou l'amener, en empêchant le malade de prendre des aliments en quantité suffisante.

On note quelquefois une diminution dans la production d'HCl, s'accompagnant ou non de fermentations anormales, exagérées. Celles-ci ne peuvent prendre de l'importance que si la stase des aliments dans l'estomac est accentuée, ce qui n'est pas la règle ; lorsque cependant ces conditions se réalisent, on a la *dilatation de l'estomac* de Bouchard.

2° *L'hyperchlorhydie* se rencontre chez les neurasthéniques, sous ses trois aspects :

Exagération de l'acidité chlorhydrique pendant les digestions ;

Crises d'hypersécrétion chlorhydrique avec vomissements nerveux ;

Hypersécrétion continue avec dilatation de l'estomac et stase permanente. Cette dernière forme est la plus grave, et s'accompagne souvent d'ulcère rond.

3° L'*hypochlorhydrie* n'est autre chose que la *dilatation de l'estomac* de Bouchard ; elle est très rare et sa gravité prime sur la neurasthénie, dont l'importance disparaît. Dilatation de l'estomac, aigreurs, vomissements, douleurs plus ou moins vives au creux épigastrique, acidité souvent supérieure à la normale, pas d'HCl libre, peu d'HCl combiné, peu de peptone, voilà ce qu'on trouve dans ces cas.

ECLAMPSIE DE LA GROSSESSE.

Tarnier.

I. Traitement médical. — 1° La femme est albuminurique. Ce symptôme traduit un état anormal du rein, qui place l'organisme en imminence d'intoxication; il faut la prévenir et employer pour cela le régime lacté absolu :

> 1er jour, 1 litre de lait. Quelques aliments.
> 2e jour, 2 litres de lait. Quelques aliments.
> 3e jour, 3 litres de lait. Peu d'aliments.
> 4e jour, 4 litres de lait sans autre aliment.

Quelques antiseptiques à l'intérieur, tels que charbon, naphtol 6, de légères purgations répétées tous les 4 ou 5 jours.

2° La femme présente des prodromes : celle-là est déjà intoxiquée. Il faut ici prévenir à la fois l'empoisonnement du sang, et les crises éclamptiques. Si la femme est vigoureuse, pléthorique, on pourra pratiquer une petite saignée, 3 ou 400 grammes; on donnera un lavement purgatif, qui joue le rôle d'une saignée sérieuse.

3° La femme est en attaques. L'anesthésie s'impose; nous avons deux agents très efficaces à notre disposition : le chloroforme et le chloral. Leur indication est un peu différente en raison de leur façon d'agir.

Le chloroforme sera préféré pour une intervention immédiate, il combat la convulsion, permet de gagner du temps, en attendant que le chloral agisse. Il peut être donné pendant longtemps sans inconvénient, comme si les femmes en couches étaient douées d'une tolérance particulière. On maintiendra la femme dans le calme, quitte à augmenter un peu la dose dès qu'on verra l'excitation revenir.

Le chloral sera administré par la bouche ou le rectum de préférence ; on donne ainsi jusqu'à 12 et 16 grammes de chloral en lavement dans les 24 heures.

II. TRAITEMENT OBSTÉTRICAL. — Accouchement prématuré :

1° Si la grossesse a atteint la fin du huitième mois ;

2° Si l'albuminurie est parvenue à un haut degré d'intensité ou si la malade ressent quelques signes précurseurs de l'éclampsie ;

3° Si la femme est primipare ou si elle a été atteinte d'éclampsie, lors d'un accouchement précédent ;

4° Si la saignée et le traitement médical ont été inefficaces.

Charpentier.

I. TRAITEMENT PRÉVENTIF. — Régime lacté absolu, continué au besoin pendant des semaines et des mois ; antisepsie intestinale ; saignée générale de 300 à 400 grammes.

II. TRAITEMENT CURATIF. — Saignée modérée, 200 à 300 grammes au plus ; pratiquer la saignée au pli du coude ; rejeter les saignées exagérées.

Purgatifs, vomitifs, révulsifs.

Prescrire le chloroforme et le chloral, à doses élevées, en lavements.

> Chloral............. 4 gr.
> Mucilage de coings. 60 —

III. TRAITEMENT OBSTÉTRICAL. — Terminer l'accouchement, soit par le forceps, soit par la version, toutes les fois que le col sera dilaté ou dilatable.

Rejeter l'accouchement prématuré artificiel, et à plus forte raison l'accouchement forcé.

Dans quelques cas exceptionnels, débrider le col, si l'enfant est vivant et si les attaques continuent avec violence.

Bar.

Bains prolongés : ils sont indiqués, surtout quand il y a de l'anurie.

Si on pouvait, à l'aide des bains, franchir les vingt-quatre ou trente-six heures nécessaires pour que la malade, étant devenue capable de s'alimenter, la charge rénale devienne suffisante et que la filtration se fasse, ils rendraient de grands services.

ÉCLAMPSIE INFANTILE.

Jules Simon.

Donner un lavement purgatif, pour évacuer l'intestin.

Si la convulsion cesse, donner un vomitif.

Si la convulsion persiste, donner un lavement avec :

Chloral.	80 centigr.
Camphre	1 gr.
Teinture de musc	XX gouttes.

Ces moyens suffisent souvent à produire une accalmie. Sinon, il faut agir sur la sensibilité générale en faisant respirer sur un mouchoir quelques gouttes d'éther ou de chloroforme. Quand l'attaque cesse, on supprime ces inhalations, on les renouvelle ou on les continue au cas contraire. Elles n'offrent pas les dangers que craignent bien des gens.

Si la crise continue malgré tout, essayez de faire

absorber par la voie buccale et par petites doses, pendant les vingt-quatre heures, ou sinon par la voie rectale, en deux, trois, quatre lavements à une heure d'intervalle, la potion calmante qui suit :

Hydrate de chloral.	1 gr.
Bromure de potassium	1 —
Alcoolature de racine d'aconit . .	X gouttes
Sirop de codéine.	5 gr.
Teinture de musc	X gouttes
Eau de fleurs d'oranger	100 gr.

Appliquer pendant une heure un cataplasme] de fécule, et ensuite faire un pansement à la vaseline.

Les raisons de ces divers moyens sont faciles à concevoir : par les laxatifs et les vomissements, on cherche à supprimer la cause d'excitation du tube digestif; par les inhalations et la potion, on veut atténuer l'éréthisme nerveux, et, du même coup, éviter les ruptures capillaires du cerveau ; par la révulsion, on veut éloigner aussi de cet organe une congestion susceptible d'accidents.

Si la maladie persiste cependant, ne , as se décourager, avoir foi dans son intervention, renouveler les lavements, continuer les inhalations, appliquer un emplâtre épigastrique et le plus souvent le petit malade guérira tout à fait, sans grands frais d'imagination thérapeutique, à la condition de combattre la cause principale, originelle de l'éclampsie.

Si les accès reparaissent : bain sinapisé, que le médecin donnera lui-même, pourvu qu'il n'y ait pas de fièvre.

Si les attaques persistent, mettre à la nuque un petit vésicatoire.

Convulsions d'origine albuminurique et urémique. —I. TRAITEMENT EXTERNE. — Émissions sanguines : 3 à 4 sangsues derrière l'oreille, chez un enfant de trois à cinq ans, ou ventouses scarifiées sur les reins, de manière à enlever 50 à 60 grammes de sang.

II. TRAITEMENT INTERNE. — Administrer :

Bromure de potassium . . .	1 à 2 gr.
Musc.	10 centigr.
Eau de laurier-cerise	15 gr.
Sirop de codéine	5 —
Sirop.	Q. S. pour sucrer.
Eau de tilleul.	100 gr.

III. TRAITEMENT PROPHYLACTIQUE. — Chez les enfants nerveux, donner de temps à autre, pendant 3 ou 4 jours, bromure de potassium, 20 à 30 grammes.

A. Ferrand.

I. MÉDICATION EXTERNE. — Prescrire les bains et quelques inhalations de chloroforme.

En cas de violence extrême des convulsions, recourir aux onctions belladonées dans les creux axillaires.

Dans les formes graves, il y a avantage à appliquer des sangsues derrière les oreilles.

II. MÉDICATION INTERNE. — Administrer le bromure de potassium.

S'il y a indication d'agir sur l'intestin, prescrire le calomel, au lieu et place du bromure, en alternant avec lui.

ENCÉPHALOCÈLE.

Perier.

Disséquer deux lambeaux cutanés latéraux ; isoler rapidement la tumeur jusqu'à l'orifice osseux ; puis traverser le pédicule avec une aiguille, qui entraîne un double fil de soie ou un catgut ; exécuter une ligature enchaînée et suturer les lambeaux, après avoir reséqué la tumeur.

Chaput.

Actuellement l'opération est admise, en raison de la sécurité que donne l'antisepsie et parce qu'il est établi, d'autre part, que ces tumeurs ne sont pas constituées par des portions cérébrales intactes, mais par des névromes centraux à structure nerveuse, qu'on peut supprimer sans accidents.

Les petites encéphalocèles seront extirpées sans danger.

Quant aux grosses, comme elles amènent la mort presque constamment, on est autorisé à les attaquer, à moins qu'il n'existe des contre-indications, du fait de l'état général ou d'autres malformations graves concomitantes (spina bifida, bec de lièvre, exomphale volumineuse).

ÉPILEPSIE.

Charcot.

I. TRAITEMENT INTERNE. — Prescrire :

    Bromure de zinc................ 13 gr.
    Sirop d'écorces d'oranges amères.. 728 —

De 1 à 5 cuillerées à bouche par jour.

Prescrire les bromures associés : ammonium, potassium et sodium ; débuter par 4 grammes et arriver parfois à 7 grammes, de la manière suivante :

    1re semaine................ 4 gr. par jour
    2e   —   .... 5 —   —
    3e   —   .... 6 —   —

Rester deux semaines à prendre la dose maximum

pour recommencer par la dose minimum, sans jamais cesser un seul jour.

Prendre du bromure une quinzaine de jours, et s'arrêter, c'est une pratique déplorable ; alors les attaques se renouvellent, il semble que les crises refoulées débordent.

II. TRAITEMENT EXTERNE. — Appliquer de la glace sur la région précordiale, dans le cas où l'accès est annoncé par une véritable aura cardiaque (douleur précordiale, palpitations, fréquence extrême du pouls).

III. RÉGIME. — Recommander au malade de marcher beaucoup et de se coucher de bonne heure.

Germain Sée.

I. TRAITEMENT. — Prescrire :

    Nº 1. Antipyrine...................... 2 à 3 gr.
    Nº 2. Bromure de potassium.......... 3 à 4 —

Donner le bromure :

Pour les enfants en bas âge : à la dose de 0gr,50 par jour.

Pour les enfants de dix à quinze ans : à la dose de 3 grammes par jour.

Pour les adultes : à la dose de 5 grammes par jour.

Faire prendre le bromure et l'antipyrine six heures au moins avant l'accès.

Le premier fait dont le médecin doit tout d'abord s'enquérir, c'est de savoir si les accès sont nocturnes ou diurnes, et à quelle heure ils éclatent habituellement. Supposons que ce soit à onze heures du soir : le malade devra prendre 1 gramme de bromure à onze heures du matin, 2 grammes à l'heure du dîner, et 2 grammes en se couchant. Il est indispensable, en un mot que les 4 derniers grammes de bromure soient ingérés dans les six heures qui précèdent l'accès.

Pour les enfants, on arrive progressivement à la dose de 3 grammes, et, autant que possible, on prescrit le sel au moment des repas, afin qu'il soit mieux toléré.

Donner le bromure en simple solution dans l'eau, et, dans certains cas, pour augmenter l'efficacité du traitement, y joindre du tartrate de fer et de potasse, de l'huile de foie de morue, de la glycérine, de la valériane, selon les indications.

Le traitement de l'épilepsie par le bromure de potassium réussit surtout :

1° Si les attaques sont très éloignées ;

2° Si elles sont franches et bien caractérisées ;

3° S'il s'agit de malades adultes ou adolescents.

Il doit être continué presque toute la vie. Lors même qu'une année entière se serait écoulée sans attaque, le bromure doit toujours être pris tous les jours sans interruption ; seulement la dose quotidienne du sel peut être réduite à 3 grammes.

Dans les cas graves, on élève la dose de bromure de potassium à 6 et 7 grammes par jour ; mais il peut survenir alors des accidents toxiques variés, qu'on a groupés sous le nom de *bromisme* et qui forcent d'interrompre l'usage du remède ou d'en modifier les doses.

N° 3. Bromure d'or. . . . . Quantité variable
      Julep gommeux. . . . . 60 gr.

Administrer le bromure d'or à dose massive, en une seule fois avant le coucher, en commençant par la dose de 5 milligrammes pour arriver progressivement jusqu'à 3 centigrammes.

Le médicament, pour se conserver, doit être récent.

Ne pas faire l'addition de bromure de potassium, qui a été conseillée pour éviter la décomposition du bromure d'or en solution aqueuse.

II. RÉGIME. — Interdire aux malades les boissons

gazeuses, les boissons alcooliques, même faibles, le café, le thé.

Recommander de s'abstenir de l'hydrothérapie, des bains froids et même des bains chauds, des purgatifs, des saignées, des sangsues et de tout ce qui peut déterminer de l'affaiblissement.

L'exercice modéré au grand air est un adjuvant du traitement.

Le mariage et la grossesse n'augmentent point la fréquence des attaques.

Brown-Séquard.

Administrer les bromures alcalins, sous forme d'une mixture, mieux tolérée d'ailleurs que les solutions ou les sirops bromurés :

Iodure de potassium............ {	àà 2 gr.
Bromure de potassium........ {	
— d'ammonium........	2 —
Bicarbonate de potasse........	2 — 50
Infusion de Colombo...........	180 —

Dose : une cuillerée à bouche avant chacun des trois repas et trois cuillerées le soir, en se mettant au lit.

Véhiculer chaque dose dans l'eau sucrée.

Si le pouls est faible, on substitue dans cette formule le carbonate d'ammoniaque au bicarbonate de potasse, et on remplace les 180 grammes d'infusion de colombo, par 135 grammes d'eau distillée.

Dieulafoy.

I. TRAITEMENT DE L'ACCÈS. — Il est presque nul ; certains malades, dont l'aura part de la main ou du pied peuvent arrêter l'accès par la compression des parties sus-jacentes à l'aura.

II. TRAITEMENT DE L'AFFECTION. — Administrer le bromure de potassium et la belladone, longtemps continués : le bromure de potassium doit être pris à la dose de 2 à 8 grammes, tous les jours, la première et la troisième semaine de chaque mois ; la belladone est administrée à la dose de 2 à 4 centigrammes, tous les jours, la 2⁰ et la 4⁰ semaine de chaque mois. Le bromure de potassium peut être remplacé par les bromures de camphre, de sodium, ou le polybromure d'Yvon.

Epilepsie syphilitique. — Les frictions mercurielles, la liqueur de Van Swieten et surtout l'iodure de potassium, à la dose de 2 à 10 grammes par jour, constituent le traitement chez l'adulte ; les grandes doses d'iodure de potassium sont seules efficaces.

Chez les enfants, proportionner les doses du médicament à l'âge du malade.

Dujardin-Beaumetz.

I. TRAITEMENT INTERNE. — Prescrire les bromures (bromure de potassium, bromure de sodium, bromure d'ammonium, polybromure, bromure de calcium, bromure de zinc, bromure de camphre, bromure de nickel, bromhydrate de conicine).

Si le bromure ne peut plus être supporté ou lorsqu'il n'a rien produit, essayer l'*acétanilide*.

On obtient de bons résultats avec l'alcaloïde de la coque du Levant, la *picrotoxine*, qui a des propriétés anti-convulsivantes et qui agit sur la moelle, le bulbe et le cervelet.

Commencer par des doses faibles : prendre II gouttes de teinture par jour, avant les repas, et augmenter progressivement chaque jour, d'une goutte la dose jusqu'à XX, XXX et même LX gouttes.

> Coque du Levant pulvérisée. . . .   200 gr.
> Alcool rectifié. . . . .   1000 —

Faire macérer pendant trois semaines et filtrer.

On peut encore doser la picrotoxine en donnant une demi-cuillerée à café par jour de cette solution, à prendre avant le repas :

> Picrotoxine. . . . .   3 centigr.
> Alcool. . . . .   10 gr.
> Eau distillée . . . .   110 —

Prescrire les sels métalliques : nitrate d'argent, sulfate de cuivre ammoniacal, oxyde de zinc.

Administrer : belladone, jusquiame, narcisse des prés, feuilles d'oranger, pivoine, caille-lait, etc.

II. Hygiène thérapeutique. — Régime alimentaire végétarien; suppression des alcools.

Séjour en plein air.

Aug. Voisin.

Névrose. — Donner le bromure de potassium :

> Bromure de potassium. . . . .   1 gr.
> Eau. . . . .   10 —

Faire dissoudre, filtrer : une cuillerée à bouche matin et soir; augmenter d'une cuillerée tous les 5 jours, jusqu'à 10 cuillerées.

Doses : 20 à 60 grammes par jour, dans de l'eau sucrée, soit 2 à 6 grammes de bromure; on est allé jusqu'à 100 grammes de solution à 1/10 par jour, mais cela est dangereux.

Ce sel doit être très pur, sans chlore ni iode ; on le prendra quelques moments avant le repas.

On n'arrive à la dose thérapeutique que quand on a
supprimé la nausée réflexe; à ce moment, on ne doit
plus augmenter, mais continuer avec persévérance
pendant des années entières, si la maladie s'améliore
et guérit. Après deux ans, on peut ne le donner que
tous les deux jours, pourvu que la nausée réflexe
reste toujours abolie.

Le bromure de potassium doit rester presque un
aliment pour l'épileptique qu'il a guéri et cela sans
intermittence. Un bon signe de l'efficacité du médicament est donc la rapidité avec laquelle ses effets physiologiques se développent. S'il ne guérit pas toujours
la maladie, il l'atténue le plus souvent. Il suspend la
maladie chez la moitié des adultes et un quart des
enfants.

Il faut associer au bromure les diurétiques, pour faciliter l'élimination du remède, et empêcher les éruptions. Souvent il faut y joindre le fer.

Employer les courants continus contre quelques
symptômes, comme les points hyperesthésiés, en faisant passer le courant par le bulbe. Pour cela, mettre
un électrode sur la poitrine, et l'autre sur la face ou
sur la langue, en arrière du V, ou au menton.

Délire maniaque qui suit l'attaque. — Donner le
curare, à la dose de 15 centigrammes et plus, en injections hypodermiques.

Constantin Paul.

1. Pendant l'attaque. — Recommander la position horizontale, desserrer les liens du cou, éloigner le malade des corps contre lesquels il pourrait
se blesser. Comprimer les carotides, pratiquer la
flexion forcée du gros orteil.

Inhalations d'oxygène ou de chloroforme.

6.

.II. Après l'attaque. — Sangsues derrière l'oreille, vésicatoires à la nuque.

III. Dans l'intervalle des attaques. — Prescrire :

Bromure de potassium	20 gr.
Sirop de belladone	60 —
Sirop simple	240 —

Chaque cuillerée de 15 grammes contient 1 gramme de bromure ; aux enfants en bas âge, 1 cuillerée ; aux enfants de cinq à neuf ans, 3 à 4 cuillerées ; aux adultes, 6 à 12 cuillerées, en augmentant, jusqu'à ce qu'on fasse disparaître la sensibilité réflexe de la gorge.

Magnan.

I. Traitement médical. — Dans la majorité des cas, l'emploi des bromures est suivi d'un résultat favorable, dès le début du traitement. Mais souvent au bout de cinq ou six mois, ou davantage, malgré l'usage continu du médicament, les attaques reprennent leur fréquence première.

A ce moment, les applications hydrothérapiques viennent donner aux sels bromiques l'efficacité des premiers jours et permettent non seulement de maintenir l'amélioration, mais même de la rendre plus complète.

Ajouter à ces médications des toniques, tels que l'extrait mou de quinquina, l'huile de foie de morue, etc.

II. Régime. — Les malades devront faire usage d'aliments d'une digestion facile et prendre un repas moins copieux le soir. Cette dernière précaution s'applique aux épileptiques dont les attaques se produisent de préférence pendant le sommeil.

Les épileptiques, constamment sous l'imminence de

leurs attaques produites inopinément, doivent être
l'objet d'une surveillance attentive et continue. Il
faut, par-dessus tout, leur défendre de monter sur
les chaises, les échelles, etc. ; leur recommander de
fuir le bord de l'eau, de s'éloigner du feu, en un mot
de s'abstenir de toute occupation ou distraction qui
nécessiterait leur présence en un lieu qu'une perte
brusque de connaissance pourrait rendre dangereux.

Une bonne hygiène et une médication tonique et
reconstituante sont les compléments nécessaires du
traitement. L'isolement du malade est indispensable,
puisqu'il le met à l'abri de nouveaux excès ; il finit,
à la longue, par atténuer les prédispositions impul-
sives et s'il n'empêche, pas dans tous les cas, la
reproduction de l'accès, il en éloigne du moins les
manifestations.

Ne pas oublier que les épileptiques dipsomanes peuvent avoir aussi d'autres impulsions, des idées de
suicide ou d'homicide et qu'en conséquence ils doivent
être surveillés.

Conseiller l'usage journalier de boissons amères
pour calmer le besoin qu'éprouve leur estomac d'in-
gérer « quelque chose de fort ».

Lucas-Championnière.

La *trépanation* donne des résultats remarquables,
non seulement chez des gens atteints d'épilepsie
symptomatique (exostoses, tumeurs, foyers d'hémorrhagie cérébrale), mais encore chez des gens atteints
d'épilepsie franche.

La *crâniectomie* semble principalement indiquée
lorsque l'épilepsie est limitée à certaines régions,
dans l'épilepsie monoplégique, par exemple, ou encore quand il existe des phénomènes bien localisés

de paralysie pouvant se rapporter à une lésion cérébrale.

Quant à la réimplantation des fragments osseux, qu'on a proposée en pareille circonstance, elle ne présente aucun avantage ; il est préférable pour l'avenir que les parois soient souples plutôt que tendues et résistantes. Ce qui parait important dans cette opération, c'est d'éviter toute suppuration et d'agir le plus tôt possible ; dans ces conditions, malgré l'incertitude qui plane encore sur les résultats, ces interventions cérébrales ont grande chance de réussir.

Bourneville.

Le *bromure d'or* a une action favorable, bien que cette action soit inférieure à celle du bromure de potassium. Il ne produit aucun trouble physiologique à la dose de 3 centigrammes par jour. Il s'élimine par l'urine : le brome se retrouve très peu de temps après l'ingestion et disparaît lentement ; l'or s'emmagasine dans l'organisme ; il se retrouve dans le foie ; il n'apparait dans l'urine que longtemps après le début du traitement.

Le *bromure de camphre*, s'il n'a sur les accès qu'une action contestable, a une action favorable sur les *vertiges*, qu'il diminue ou même fait disparaître complètement ; il s'élimine par l'urine : le brome, à l'état de bromure de sodium et le camphre, sous la forme de produits dérivés qui résultent de transformations subies dans l'organisme.

Le *bromure d'éthyle*, administré en inhalations dès le commencement de la période clonique, donne lieu, au bout de quelques secondes, à de la résolution musculaire et diminue l'intensité et la durée des convulsions.

La *picrotoxine* produit un effet favorable sur les

accès d'épilepsie; employer la picrotoxine cristallisée, en la faisant dissoudre avec soin, en potion, selon la formule suivante :

Picrotoxine cristallisée............ 10 centigr.
Eau distillée................. 500   gr.

F. S. A. Une cuillerée à café (5 grammes contiennent 1 milligramme de picrotoxine) dans un julep simple à prendre en deux fois.

Commencer par la dose de 1/2 milligramme par jour, pour arriver progressivement jusqu'à la dose maxima de 2 milligrammes.

Tout en répudiant les granules, adopter cette forme si les malades ne peuvent pas supporter l'excessive amertume de la picrotoxine, administrée en solution.

La picrotoxine se retrouve dans le foie.

Huchard.

I. PENDANT LA CRISE. — Surveiller le malade, le contenir sans violence, le préserver des chutes et des contusions.

II. QUAND LES CONVULSIONS COMMENCENT A S'APAISER. — Pour faciliter le rétablissement de la respiration, placer la tête dans une attitude favorable à l'expulsion des mucosités.

III. TRAITEMENT. — Prescrire le bromure de potassium.

La dose quotidienne de 3 à 4 grammes n'est pas suffisante pour combattre l'épilepsie; il faut arriver aux doses moyennes de 6 à 8 grammes. Quant aux doses de 10 à 12 grammes, elles sont excessives et ne doivent pas être dépassées.

Pour favoriser l'accoutumance du malade, commencer par une dose faible, que l'on augmente progressivement jusqu'à ce qu'on soit arrivé à la dose moyenne. Cette quantité doit être prescrite en plusieurs fois, un quart d'heure avant ou une demi-heure après chaque repas ; il ne faut pas le donner en une seule fois, parce qu'en raison de son élimination assez rapide, ce médicament n'impressionnerait pas le système nerveux d'une façon constante.

On pourra user de la solution suivante :

> Bromure de potassium. . . . .   40 gr.
> Eau distillée . . . .   600 —

cinq à six cuillerées à bouche par jour.

La médication bromurée doit être continuée sans interruption pendant de longues années, et doit faire partie de l'alimentation quotidienne de l'épileptique.

Si les accès résistent au bromure, recourir à d'autres agents. Deux médicaments surtout méritent l'attention : la picrotoxine et le borate de soude.

On peut donner la picrotoxine de la façon suivante :

> Picrotoxine . . . .   3 centigr.
> Alcool. . . . .   40 gr.
> Eau distillée . . . .   110 —

Une demi-cuillerée à café de cette solution, par jour, à prendre avant les repas.

Le borate de soude a des propriétés sédatives anciennement connues. Il stimule la sécrétion urinaire, excite le sens génital, lorsqu'il est employé à hautes doses, et provoque des phénomènes d'intolérance gastrique.

On prescrit le borate de soude à la dose moyenne de 4 à 6 grammes ; il est bon de débuter par 1 à 2 grammes par jour. Recourir à la formule suivante :

> Borax finement pulvérisé . . . .   10 gr.
> Glycérine pure . . . .   6 —
> Sirop d'écorces d'oranges amères. . .   100 —

Une cuillerée à bouche de ce sirop contient 2 grammes de borax. Deux à trois cuillerées par jour.

Épilepsie nocturne. — Prescrire le bromure, le soir, à l'approche de la nuit.

Féré.

Dans bon nombre d'affections, et particulièrement dans l'épilepsie, on observe souvent un obstacle insurmontable à l'emploi des doses élevées de bromure qui sont pourtant nécessaires.

Les malades soumis à cette médication ont fréquemment de la constipation et du ballonnement du ventre qui peuvent être attribués à un certain degré de paralysie des muscles intestinaux, déterminé par le médicament. Une grande partie des troubles digestifs et des troubles généraux du bromisme peut être mise sur le compte de la stase intestinale qui favorise l'absorption des matières septiques.

Guidé par cette présomption, nous avons essayé de pratiquer l'antisepsie intestinale chez les malades menacés de perdre les avantages de la médication bromurée à cause des manifestations cutanées souvent douloureuses, et des troubles gastro-intestinaux, quelquefois précurseurs d'accidents plus graves.

L'antisepsie a été réalisée par l'administration quotidienne de :

Naphtol β...........................	4 gr.
Salicylate de bismuth.......	2 —

pris en deux fois.

A ces doses, le naphtol et le salicylate de bismuth peuvent être tolérés pendant des mois sans aucun inconvénient.

Les résultats ont été très satisfaisants : les accidents

cutanés, signes extérieurs du bromisme, ont cessé de se manifester ou ont disparu, alors qu'aucun autre moyen n'avait réussi à les combattre.

Il y a eu augmentation de l'appétit et disparition de troubles digestifs, qui sont constants chez les malades soumis à de fortes doses de bromure.

On a pu donner alors autant de bromure que cela était nécessaire.

Les doses élevées de bromure peuvent être non seulement maintenues, mais souvent accrues.

Les malades soumis à la bromuration à hautes doses doivent être fréquemment pesés et examinés à nu. L'existence des lésions cutanées et une diminution permanente de poids exigent une surveillance attentive du tube digestif, surtout lorsqu'il y a dépression physique ou morale avec une température très basse. Comme, dans ces conditions, les accidents du bromisme pourraient devenir néfastes à brève échéance, il faut supprimer immédiatement le médicament et en favoriser l'élimination au moyen de purgatifs.

Ne pas négliger les autres moyens usités pour conjurer le bromisme : bains, diurétiques, arsénicaux.

Appliquer, deux ou trois fois par semaine, une vingtaine de pointes de feu très légères, sur le cuir chevelu, et sur la région du crâne correspondant aux centres moteurs qui paraissent le siège de la décharge motrice. Les appliquer sans raser le cuir chevelu, en ayant soin d'écarter les cheveux.

Prescrire le bromure de strontium comme antiépileptique aux mêmes doses que les bromures alcalins; il est très bien toléré par l'estomac.

En cas de douleurs crâniennes, appliquer le *compresseur bi-temporal*; c'est une calotte d'étoffe à double paroi, divisée, du sommet à la base, par des coutures radiées formant des loges de 0^m,01 de largeur environ. Ces loges sont remplies de plomb de chasse n° 10, qu'on distribue uniformément ou de manières différentes, suivant que la compression doit être générale ou particlle. On se sert généralement de 2 kilog. de plomb. Appliquer la calotte pendant un quart d'heure au moins, rarement pendant deux à trois heures. Quelques malades peuvent la porter constamment.

S'abstenir de formuler la *pilocarpine*. Aucun résultat n'a été obtenu par l'emploi du chlorhydrate de pilocarpine administré seul ; l'usage de ce sel concurremment avec les bromures, dans le but de favoriser l'élimination du brome, n'a pas été plus heureux.

Le *chloralose* donne de bons résultats. Les insuccès qui ont été signalés et les phénomènes notés chez les névropathes, paraissent dus à l'insuffisance des doses employées. En effet, les doses indiquées par M. Ch. Richet (1gr,50 au maximum) sont souvent trop faibles et provoquent des phénomènes d'excitation, sans arriver jusqu'au sommeil ; il faut souvent les dépasser. On peut prescrire, sans inconvénient, 1gr,75 et même 2 grammes.

Pierre Marie.

Épilepsie idiopathique. — Elle est presque toujours d'origine infectieuse, sa cause est donc *extérieure* à l'individu et *postérieure* à la conception.

Elle se trouve influencée par d'autres maladies infectieuses. Cette influence ne peut s'exercer que d'une façon indirecte, grâce aux *toxines* produites par ces maladies. C'est là une indication formelle, au point de vue d'une thérapeutique nouvelle à instituer contre l'épilepsie ; la « nature » nous montre le chemin, suivons-le. Inoculer telle ou telle maladie infectieuse *en bloc* aux épileptiques, il n'y faut pas penser, le remède serait à la fois trop incertain et trop dangereux ;

mais on peut leur injecter les toxines produites par la culture de tel ou tel microbe.

Quelle sera la toxine la plus favorable ? Sera-ce la tuberculine, la tuberculocidine, la culture de l'érysipèle ou celle d'un des différents microbes pathogènes ? L'expérience nous l'apprendra ; mais, en tout cas, cette expérience doit être tentée, et seuls, les médecins préposés ou attachés à des services d'épileptiques sont en état de la faire.

En même temps que les toxines d'origine microbienne, il est une autre substance dont je voudrais recommander l'essai, c'est le *cantharidate* de potasse. Liebreich a préconisé l'emploi de cette substance en injections dans la tuberculose pulmonaire ; il s'est trouvé qu'elle agissait d'une façon assez analogue à la lymphe de Koch, c'est-à-dire à une toxine d'origine microbienne. Par cela même, cette substance rentre dans la catégorie de celles dont je recommande de faire l'essai. Mais de plus la cantharidine est tout particulièrement indiquée dans l'épilepsie, parce qu'on a remarqué que des épileptiques n'avaient pas d'attaque chaque fois qu'on leur mettait un vésicatoire.

Deny.

J'ai traité du 1er décembre 1891 au 1er juillet 1892 sept épileptiques par le bromure de strontium. Pendant cette période, ces sept malades ont eu 246 accès ; pendant la période correspondante de l'année 1890-1891 où ils prenaient du bromure de potassium, ils en avaient eu 331, soit une différence de 85 accès en moins pour la dernière période. Les doses de bromure de strontium ont été sensiblement les mêmes que celles de bromure de potassium. Il n'y a jamais eu d'accidents de bromisme.

Un des malades qui ont le plus bénéficié du traitement par le strontium au point de vue du nombre de sès accès a vu également disparaître les crises d'excitation maniaque post-paroxystiques auxquelles il était sujet auparavant.

La conclusion qui me parait se dégager de ces faits, c'est que, comme l'a établi M. Féré, le bromure de strontium est un véritable succédané du bromure de potassium dans le traitement de l'épilepsie et qu'il parait même jouir d'une action suspensive plus considérable que celui-ci sur le nombre des accès.

ESCARRES CHEZ LES ALIÉNÉS.

Brown-Séquard.

I. TRAITEMENT PRÉVENTIF. — Lorsqu'on s'aperçoit que l'escarre va se former, on peut en arrêter le développement. Pratiquer à cet effet des applications locales, alternativement chaudes et froides. Commencer par le sac de glace qu'on laisse pendant huit ou dix minutes, puis le remplacer par un cataplasme très chaud qu'on laisse pendant une heure ou deux. Répéter ces applications alternatives jusqu'au moment où le danger parait conjuré.

II. TRAITEMENT CURATIF. — Une fois l'escarre formée, il faut la traiter immédiatement, et le meilleur traitement consiste dans un pansement iodoformé et en pointes de feu.

L'iodoforme a l'avantage de mettre la plaie dans une atmosphère antiseptique.

Quant aux pointes de feu, appliquées autour de l'escarre, elles hâtent son élimination et s'opposent à son extension. Appliquées sur la plaie, après l'élimination du sphacèle, elles cautérisent les bourgeons charnus et stimulent la vitalité des tissus.

Christian.

A Charenton, depuis fort longtemps, on couche les malades gâteux, à même sur la zostère dont on enlève chaque matin les parties souillée. Ce système n'est ni cher ni compliqué, et il donne bons résultats.

Le malade est dans le décubitus; sous son siège, est passée une alèze qu'on change toutes les fois qu'on s'aperçoit qu'elle est salie. Entre ses jambes est un urinoir à demeure dans lequel est introduite la verge, enveloppée d'un linge fin.

FOLIE.

Ball.

Folle menstruelle. — Émissions sanguines (sangsues), vésicatoires.

Le véritable médicament à employer est le bromure de potassium.

Pinard.

Folle des femmes enceintes. — L'expectation doit faire tous les frais du traitement, surtout quand la maladie commence avec la grossesse; mais les toniques, l'hydrothérapie peuvent rendre des services. Quelquefois la morphine est indiquée.

Prescrire des inhalations d'oxygène.

Dans le cas d'hyperthermie crânienne, il ne faut pas hésiter à employer les vésicatoires, les cautères à la nuque et les irrigations continues avec le bonnet formé par un tuyau de caoutchouc ou d'étain.

Rejeter la saignée et l'avortement provoqué. Ce dernier moyen sacrifie l'enfant, pour obtenir un résultat plus que douteux chez la mère.

Dieulafoy.

Folie brightique. — Régime lacté exclusif.

Entretenir ou réveiller les fonctions de la peau : frictions, massage.

Révulsifs sur la région des reins : ventouses sèches, larges cataplasmes sinapisés.

La digitale est souvent utile pour combattre l'atonie cardiaque; en surveiller les effets à cause de l'entrave apportée à son élimination par des reins malades.

User sobrement des purgatifs.

Lavements contenant 150 grammes d'une infusion légèrement diurétique d'uva ursi ou de queues de cerises.

Les émissions sanguines locales, les sangsues derrière les oreilles, à l'aisselle, à l'anus donnent de bons résultats. Quand le délire brightique est trop aigu ou associé aux formes comateuses ou convulsives de l'urémie, pratiquer sans hésiter une ou plusieurs saignées.

Ollivier, Rendu, Legroux et Barié.

Folie brightique. — Une question qui se pose, c'est celle de savoir s'il faut envoyer les brightiques délirants dans les asiles ou maisons de santé ?

Il faut bien se garder de diriger ces malades à la légère dans une maison de fous, parce que ce sont, non des aliénés dans le vrai sens du mot, mais des sujets atteints de délire transitoire symptomatique d'une affection rénale. Leur passage dans un asile ou une maison de santé présente de grands inconvénients pour l'avenir des enfants.

Aussi, tout en regrettant qu'il n'y ait point, dans les hôpitaux ordinaires, une section spéciale pour ce genre de malades, n'est-on réellement autorisé à conseiller cette mesure, que dans le cas où le malade trouble le repos par ses cris, son excitation, ou qu'il est dangereux pour lui-même ou pour son entourage.

GASTRALGIE NÉVROSIQUE.

H. Rendu.

La gastralgie névrosique, névrose pure de l'estomac, peut revêtir trois types principaux :

1° *Paroxysmes*, caractérisés par une douleur insupportable à l'épigastre, survenant brusquement et allant en diminuant ;

2° *Hypersécrétion habituelle, hyperpepsie* de Hayem, *hyperchlorhydrie* de Germain Sée, qui présente deux formes cliniques suivant que l'hypersécrétion est périodique ou continue ;

3° *Dyspepsie continue avec ou sans vomissements.*

Dans les paroxysmes, la morphine calmera les douleurs et ralentira la sécrétion gastrique. Le lavage de l'estomac, le lait en abondance et le bicarbonate de soude donnent aussi de bons résultats.

L'hyperchlorhydrie sera neutralisée par les alcalins à haute dose. Enfin, calmer le système nerveux par l'hydrothérapie et par la suppression des causes d'excitation ou de préoccupation.

Si la maladie est d'origine réflexe (affections intestinales ou utérines), s'attaquer aux causes premières.

Huchard.

Donner jusqu'à 20 grammes d'alcalins par jour.

GOITRE.

Joffroy.

L'intervention chirurgicale ne doit pas être conseil·lée à la légère et tout goitre est loin de pouvoir être traité par l'opération. Même quand on n'enlève que la moitié de la glande, on n'est pas à l'abri des accidents myxœdémateux.

D'autre part, dans la *thyroïdectomie*, on n'enlève pas la capsule, les amas de cellules qui sont à la périphérie de la thyroïde ne sont que de petits corps thyroïdes embryonnaires, qui entrent en fonction après l'ablation du corps thyroïde; les cellules se gonflent, se vident dans les lobules dont la paroi s'amincit et crève, laissant son contenu s'épancher dans les lymphatiques.

Malgré tout, comme la cachexie strumiprive peut survenir même après une extirpation partielle, Reverdin a adopté *l'énucléation* qui, en respectant tout ce qui est sain dans la thyroïde, ne peut contribuer à la production du myxœdème.

Cette opération se recommande aussi par sa bénignité, l'absence d'hémorrhagie, la petitesse de la cicatrice et l'absence de déformation de la région, considération d'autant plus importante que c'est surtout chez les femmes que l'on a à opérer.

La *ligature des artères thyroïdiennes* semble devoir conduire fatalement à la cachexie strumiprive par l'atrophie absolue de la glande.

Quand le goitre est kystique, l'opération de Socin est indiquée.

Mais, dans certains cas, les goitres ne sont pas kystiques, et, dans d'autres cas, le kyste peut occuper la plus grande partie de la glande : dans les lésions diffuses, on ne devra intervenir chirurgicalement que dans les conditions spéciales.

C'est alors que l'on pourra avoir recours aux *injections iodées*, tout en sachant bien que ces dernières n'ont guère chance de réussir que dans les cas récents.

Dans les cas anciens, la guérison ne survient qu'après un grand nombre d'injections et le traitement peut même échouer complètement; comme alors une grande partie de la glande est détruite, on doit redouter le myxœdème.

Dujardin Beaumetz.

Injections hypodermiques avec :

　　Sulfate neutre de duboisine...... 　1 centigr.
　　Eau de laurier cerise............ 　20 gr.

Une injection par jour.

GOITRE EXOPHTALMIQUE OU MALADIE DE BASEDOW.

Charcot.

Le traitement par l'hydrothérapie doit être abandonné.

La faradisation par la méthode du Dr Vigouroux est de beaucoup préférable :

1° Une électrode, large de 7 à 8 centimètres de diamètre, est appliquée à la partie inférieure et postérieure du cou. Elle est tenue par un aide ou fixée par une bande, et reste en place pendant toute la séance. On ne s'en occupe plus que pour l'humecter de temps en temps. On emploiera la bobine à fil moyen.

L'autre électrode, en forme d'olive ou de bouton plat et étroit, de moins d'un centimètre de large, correspond au pôle négatif de l'appareil d'induction ; elle est appuyée, en dedans du sterno-mastoïdien, au niveau de l'angle de la mâchoire, avec assez de force pour qu'on sente les pulsations de la carotide.

Le courant doit être réglé par l'écartement des bobines, de telle sorte qu'il puisse produire une forte contraction si l'électrode est appliquée sur le point moteur du sterno-mastoïdien. Il faut aussi tenir compte de la sensation accusée par le malade et, en aucun cas, n'employer une force de courant difficile à supporter. On peut aussi se régler sur le peaucier du cou et arrêter le rapprochement des bobines dès que quelques-uns de ses faisceaux se soulèvent.

Quand le courant a passé pendant une minute et demie, on procède à la même application sur l'autre carotide.

2° On écarte la bobine et on place la petite électrode sur le point moteur de l'orbiculaire des paupières. On augmente le courant jusqu'à ce qu'il y ait des contractions du muscle ou, si on ne peut pas en obtenir, cas assez fréquent, jusqu'à ce que la sensation devienne désagréable. On passe ensuite légèrement l'électrode sur les paupières, de dehors en dedans. Enfin, on la promène sur le pourtour de l'orbite, de manière à exciter les contractions du frontal. On fera bien aussi d'exciter les différents rameaux du facial supérieur, mais en évitant les nerfs sus et sous-orbitaires. La même chose se répète pour l'autre côté de la face.

3° L'électrode olivaire ou à petit bouton est remplacée par une électrode plate de 4 centimètres de diamètre et on procède à la faradisation de la tumeur thyroïdienne. On l'applique d'abord immédiatement au-dessus de la fourchette du sternum en évitant de presser sur les saillies osseuses, ce qui est douloureux. En ce point, la majorité des malades peuvent supporter une force de courant bien supérieure à ce

LEFERT. — Système nerveux.   6

que l'on croirait de prime abord et il n'y a pas contraction des muscles voisins. Si la tumeur thyroïdienne
est volumineuse, on promène ensuite l'électrode sur
ses parties saillantes, en appuyant. Puis on excite les
contractions des muscles sterno-hyoïdiens et sterno-
thyroïdiens en touchant leurs points moteurs.

Certains malades accusent un soulagement immédiat et même une sensation agréable, lorsqu'on provoque la contraction du diaphragme par l'excitation
des nerfs phréniques. Cela ne doit se faire qu'en suivant le rythme naturel de la respiration.

4° Jusqu'à ce moment de la séance, la petite électrode a été négative. Maintenant on renverse le sens
du courant et on passe à la faradisation de la région
précordiale. Pour cela, le tampon est placé sur le troisième espace intercostal gauche, au voisinage du sternum, et on laisse agir le courant, assez faible pour
provoquer tout au plus de contractions fibrillaires
du grand pectoral, pendant deux ou trois minutes.

Toute l'opération a duré dix ou douze minutes. Les
séances doivent être faites au moins tous les deux
jours. Il ne peut y avoir que de l'avantage à les faire
quotidiennes.

Germain Sée.

I. TRAITEMENT MÉDICAL. — Pour combattre les
palpitations qui sont dues à la paralysie des nerfs
vagues, prescrire la teinture de veratrum viride, à la
dose de X, XII et XX gouttes par jour, fractionnée en
3 ou 4 fois, et continuer l'usage de ce médicament,
pendant plusieurs semaines ou plusieurs mois.

L'action du vératrum viride se soutient plus longtemps que celle de la vératrine, et se rapproche de
celle de la digitale, sans avoir l'inconvénient d'augmenter la pression vasculaire.

II. Traitement hydrothérapique. — En même temps, le malade est soumis à un traitement hydrothérapique.

Potain.

Calmer l'irritabilité du système nerveux.

Prescrire les courants continus, de la nuque à la partie inférieure du tronc.

Pour ce qui est du mode d'application du courant continu, voici le procédé opératoire généralement adopté. On applique les deux rhéophores de chaque côté du cou, au niveau du ganglion cervical supérieur, puis au niveau des pneumo-gastriques, en faisant passer un courant d'une intensité de 3 à 8 milliampères, suivant la tolérance, pendant huit à dix minutes. On fait une séance tous les jours pendant vingt-cinq à trente jours, puis on suspend le traitement, pour le reprendre au bout de huit jours.

Jaccoud.

I. Traitement externe. — Deux ordres de moyens priment tous les autres : *l'hydrothérapie* et *l'électricité.*

Douches chaudes d'abord, pris tièdes et de peu de durée, puis plus froides et plus longues.

Électrisation bilatérale du cou par des courants continus ascendants, de faible intensité.

Répéter ces pratiques, tous les jours.

II. Traitement interne. — Au début, prescrire simultanément l'acide arsénieux et le bromure de potassium. Donner 4 milligrammes d'arsenic en deux fois, le matin et l'après-midi, entre les repas.

III. Régime. — Le régime lacté partiel est un puissant moyen de soulagement; le régime lacté intégral est recommandé dans les formes graves.

Continuer ce traitement avec patience pendant des semaines et des mois. Il soulage le plus souvent, mais les guérisons définitives sont rares.

Dieulafoy.

Voici un traitement pathogénique nouveau, dont l'idée première nous est venue par analogie avec ce qui se passe chez les tuberculeux en proie à une hémoptysie, ou chez lesquels on craint une hémoptysie en raison de l'agitation du cœur, de l'érétisme cardio-vasculaire. Dans ces cas, on administre de l'ipéca, et, sous l'influence de ce médicament, le pouls diminue de fréquence et d'amplitude, l'éréthisme cesse, et, consécutivement, l'hémoptysie est arrêtée ou empêchée.

Or, dans un cas de maladie de Basedow, l'indication primordiale à remplir est également de combattre l'éréthisme cardio-vasculaire; dans ce but, j'ai eu l'idée de traiter cette affection comme on traite les malades en proie à l'hémoptysie ou en imminence d'hémoptysie. J'ai associé l'ipéca à la digitale et à l'opium, dans des pilules ainsi composées :

Poudre d'ipéca . . . .   35 milligr.
Poudre de feuilles de digitale . . . .   2 centigr.
Extrait d'opium . . . .   25 dixièmes de
                                                     milligr.

Pour une pilule. En prendre quatre à six, en vingt-quatre heures.

J'ai traité de cette façon plusieurs malades atteints de goitre exophthalmique, et une amélioration considérable de tous les symptômes a été la règle; certainement aucun traitement n'aurait donné un pareil résultat.

L'effet de cette médication se traduit par une atténuation des symptômes de la maladie, atténuation bien appréciable au bout de quelques jours, très notable après quelque mois, et équivalant à une guérison.

Le seul inconvénient de ce traitement est, dans certains cas, la diarrhée, qui persiste jusqu'à ce que l'accoutumance se soit produite.

Peter.

I. TRAITEMENT EXTERNE. — Hydrothérapie : séances de 15, 20, 30 secondes, et plus tard de 40 et 60 secondes. Douches en jet sur la région rachidienne ; puis, après quatre secondes, lâcher la douche sur tout le corps.

II. TRAITEMENT INTERNE. — Lotions froides avec l'éponge ruisselante.

Contre les palpitations, prescrire la macération suivante :

Poudre de feuilles de digitale ...   10 à 15 centigr.
Eau distillée.................   150 gr.

H. Rendu.

I. HYDROTHÉRAPIE. — Les douches froides ralentissent les contractions cardiaques et calment l'éréthisme nerveux. L'hydrothérapie convient surtout aux personnes chez lesquelles la névrose se complique d'anémie. En tous cas, graduer la douche d'après l'impressionnabilité des sujets.

Aux personnes très excitables, on commence par administrer une douche en pluie chaude de quelques secondes de durée : puis, au bout de quelques jours, on termine par une douche froide instantanée, dont on accroît progressivement la durée, sans jamais dépasser plus d'une à deux minutes.

Aux personnes moins excitables, chez lesquelles l'anémie domine, on donne d'emblée la douche froide à la lance, en évitant la région cervicale.

II. RÉGIME. — Les malades s'abstiendront complètement de thé, de café, d'alcool et de tabac, et ne se livreront à aucun effort musculaire prolongé.

S'il y a lieu de tenter une cure minérale, essayer de l'une ou l'autre des eaux suivantes : Saint-Nectaire, Châtel-Guyon, Ussat, Plombières, Néris, Lamalou.

GOMMES DE L'ENCÉPHALE.

Alfred Fournier.

Quelques grammes d'onguent napolitain, quelques centigrammes d'iodure pourront parfois effacer la céphalalgie qui constitue la forme prémonitoire des accidents et qui fait que le médecin reconnait le commencement du mal.

Mais ce traitement timide n'aura pas pour influence d'enrayer la lésion anatomique, qui, continuant son chemin, arrivera à la désorganisation cérébrale, qui se traduira alors par des symptômes tellement violents qu'on courra au-devant d'un insuccès fatal.

Il faut traiter vigoureusement, frapper un grand coup, faire en un mot « un traitement d'assaut ».

I. TRAITEMENT MIXTE. — C'est par l'association du mercure et de l'iodure de potassium que nous arriverons à la guérison de la gomme de l'encéphale. Seul, l'un des agents amènera bien quelque bon résultat, mais l'un de ces remèdes n'exclut pas l'autre, au contraire, et l'action propre de chacun s'ajoute à celle de son congénère. L'un favorise l'autre. C'est donc au traitement mixte qu'on donnera la préférence pour traiter ces manifestations tertiaires.

Le mercure peut s'administrer de bien des manières. Ses combinaisons comme sels sont nombreuses. Si on l'administre par la bouche, on aura affaire au protoiodure d'hydrargyre, au biiodure, au bichlorure ou sublimé. Le premier s'administre aux doses de 10 à 20 centigrammes ; le second, ainsi que le sublimé, à la dose de 2 à 5 centigrammes, soit en pilules, soit en potions. Ces doses, qui paraissent fortes, sont indispensables à l'action énergique que l'on veut produire. La préférence doit être donnée au sublimé, parce qu'il est mieux toléré à fortes doses par les gencives et parce que ses effets thérapeutiques sont plus immédiats et plus puissants. Mais la méthode qui devrait être préférée à toute autre consiste en des frictions à l'onguent napolitain ou pommade mercurielle double.

Ces frictions quotidiennes doivent être faites avec au moins 5 grammes d'onguent.

Il est même des cas où la dose doit être portée à 20 grammes.

Cependant, autant que possible, il faut prévenir les fâcheux effets qui peuvent résulter de ce traitement. D'une part, la stomatite, l'irritation mercurielle de la peau ; d'autre part, la cachexie mercurielle. La première sera combattue par le chlorate de potasse, tant en gargarismes qu'à l'intérieur. Contre l'irritation cutanée, on pourra employer tous les trois jours les bains sulfureux. Contre la cachexie, on emploiera les fortifiants.

L'iodure de potassium agit, d'abord par ses vertus résorbantes ; ensuite par ses vertus spécifiques.

Quelle est la méthode la meilleure pour l'administration de ce médicament ?

L'introduction par la bouche sera prescrite, à moins qu'on ne soit conduit par nécessité à administrer l'iodure d'une autre façon, c'est-à-dire par la voie rectale. Les doses doivent être fortes, tout en ayant égard à la tolérance du malade. J'ajouterai que de fortes doses d'iodure sont en général mieux tolérées que de faibles doses.

Il faut donner, pour produire une action dont dépend le succès du traitement, au moins 3 grammes d'iodure de potassium par jour, qu'on ait affaire à un homme ou à une femme. Peu à peu et progressivement, cette dose s'élèvera jusqu'à 6 et 8 grammes. On a même été jusqu'à exagérer ces doses, sans grand bénéfice pour le malade, et la sursaturation iodurique n'a pas fourni aux médecins qui l'ont essayée des guérisons plus rapides ni plus complètes.

Il est des malades qui supportent mal l'iodure de potassium. C'est au médecin à s'ingénier de rechercher le véhicule de ce médicament qui le fera tolérer par l'estomac.

Le traitement commencé, quels sont les indices qui permettront au praticien d'arrêter le traitement? Il ne faudra pas se baser sur la cessation des accidents morbides ; il ne faudra pas se baser non plus sur la guérison complète pour mettre un terme à l'usage des médicaments. Il ne faut donc pas que le traitement soit prolongé pendant la durée seule des manifestations cérébrales ; il faudra qu'il soit continué pendant plus longtemps encore, et cela de façon à conserver, malgré l'accoutumance, l'intensité d'action originelle.

Souvent il sera difficile au médecin de résister aux sollicitations des malades et même à ses propres désirs. Mais qu'il se rappelle bien : savoir prolonger le traitement, c'est savoir éviter dans la suite une rechute souvent plus grave.

II. TRAITEMENTS SUCCESSIFS. — Pour conserver, en dépit des effets atténuants de l'accoutumance, l'intensité du traitement, il faut agir par la méthode des traitements successifs. Si pendant des mois vous administrez à un malade affecté de gommes le traitement spécifique dont nous avons parlé, il est certain qu'au bout d'un certain temps, le traitement ne produira plus d'effets aussi sûrs, aussi égaux en intensité que ceux qu'il aura déterminés tout d'abord.

Or, que faut-il faire? Ou traiter le malade en lui laissant de temps en temps un peu de repos, ou alterner l'usage des agents antisyphilitiques dont nous disposons. De sorte que tour à tour le malade est soumis à l'action du mercure et à celle de l'iodure. Pendant le stade du traitement mercuriel, le corps se déshabitue de l'influence de l'iodure et réciproquement.

Nous avons dit qu'il fallait que le traitement soit poursuivi longtemps encore après la disparition des accidents. Ce précepte est nécessaire, car il est commun de rencontrer des gommes dont la guérison n'est qu'apparente. Elles se sont résorbées assez pour ne plus présenter de symptômes éclatants, mais il n'en reste pas moins un véritable germe, qui est prêt à renouveler les accidents précédents et à servir d'origine à la constitution d'une gomme nouvelle. Il faudra donc recommander aux malades d'insister longtemps sur la médication antidiathésique.

III. RÉGIME. — Prescrire une vie exempte de tout ce qui peut congestionner et faire travailler le cerveau.

HÉMIPLÉGIE.

Dieulafoy.

Prescrire les courants continus.

Envoyer le malade aux bains de mer, aux eaux chlorurées sodiques, à la station de Balaruc, qui paraît jouir d'une réputation bien méritée. La cure de La Malou rend également de réels services.

Avoir toujours l'attention éveillée sur la possibilité d'une erreur de diagnostic et sur l'existence d'accidents syphilitiques, afin de recourir aux frictions mercurielles et à l'iodure de potassium à hautes doses.

Hémiplégie ou paralysie faciale. — Le traitement varie suivant la cause qui l'a produite. Il faut toujours penser à la syphilis, car la syphilis, peut, à toutes ses périodes, être cause d'hémiplégie faciale.

La faradisation est le traitement par excellence.

Straus.

Hémiplégie ou paralysie faciale. — Injections d'épreuve.

Injections sous-cutanées au niveau du sternum :

Nitrate de pilocarpine	2 centigr.
Eau distillée bouillie	2 gr.

X à XXV gouttes.

Constantin Paul.

I. Première période. — Employer l'électricité. Quand la contractibilité faradique est conservée, pratiquer la faradisation avec les courants de la deuxième hélice.

II. Deuxième période. — Quand la contractibilité faradique est très affaiblie, pratiquer la faradisation ou les courants continus d'abord constants, puis promenés sur la région.

III. Troisième période. —Quand la contractibilité faradique est perdue, quand les muscles sont atrophiés et contracturés, employer les courants continus et la galvanisation.

Placer le pôle positif sur l'apophyse mastoïde ou

sur le tronc facial à la sortie de la parotide, et le pôle négatif sur le muscle à modifier et le plus près possible du point où le nerf pénètre dans le muscle. Employer de 15 à 20 éléments. Faire passer le courant de 2 à 5 minutes, puis changer le courant. Les séances durent un quart d'heure.

Bourneville.

Épilepsie hémiplégique. -- I. TRAITEMENT INTERNE. — Prescrire les anti-spasmodiques : le malade doit prendre une cuillerée de l'élixir polybromuré d'Yvon, chaque jour pendant une semaine, puis deux cuillerées pendant deux semaines, et ainsi de suite, mais si l'âge du malade ne permet pas d'aller au delà de quatre cuillerées par jour, l'élixir est alors suspendu, pour être rétabli une semaine plus tard.

II. TRAITEMENT GÉNÉRAL. — Sitôt que la température le permet, d'avril à novembre, traitement hydrothérapique journalier.

Hémiplégie spasmodique infantile. — Dans le cas d'apoplexie récente, les exercices des jointures des membres paralysés donnent de bons résultats; le massage articulaire pourrait donc rendre de la souplesse aux membres et diminuer les raideurs des articulations. Mais le massage doit être fait d'une façon régulière et suivi avec soin.

Pratiquer chaque matin, pendant un quart d'heure, une série de mouvements alternatifs de flexion et d'extension dans toutes les articulations des membres du côté paralysé et principalement dans celles qui sont les plus atteintes.

Pendant le massage, la raideur diminue, quelquefois même disparaît complètement, après quelques mouvements, pour se reproduire aussitôt après l'opération interrompue.

HÉMISPASME GLOSSO-LABIÉ.

Babinski.

La méthode du transfert donne de très bons résultats.

Les malades, après chaque séance, éprouvent une aisance plus grande en parlant et en mangeant; leur langue est également moins déviée.

HÉMORRHAGIE CÉRÉBRALE.

Dieulafoy.

Apoplexie cérébrale. — Faire usage des émissions sanguines : sangsues derrière les oreilles, saignées générales, purgatifs, révulsifs aux extrémités inférieures.

Dujardin-Beaumetz.

PENDANT L'ATTAQUE. — Veiller aux fonctions de l'intestin et de la vessie.

APRÈS L'ATTAQUE. — S'il y a menace d'inflammation cérébrale, saignées ou sangsues aux apophyses mastoïdes, glace sur la tête.

Huchard.

TRAITEMENT PRÉVENTIF. — Iodures à la dose de $0^{gr},50$ à 1 gramme par jour.

Diète sèche, pour diminuer la pression vasculaire.

Laveran.

I. PENDANT L'ATTAQUE APOPLECTIQUE. — Si le malade est sanguin, pléthorique, si le pouls est plein, régulier, si la face est congestionnée : saignées, sangsues à l'apophyse mastoïde.

S'il s'agit de vieillards, d'individus faibles, anémiques, à pouls petit, inégal et ayant une affection organique du cœur, s'abstenir des émissions sanguines.

Sinapismes aux membres inférieurs.

Lavement purgatif (I goutte d'huile de Croton).

Vider la vessie.

II. Après l'attaque (hémiplégie). — Frictions légères sur les parties paralysées avec une flanelle, imbibée d'alcool camphré.

Après le 5e ou 6e mois, électriser séparément les muscles paralysés.

Bains sulfureux. Hydrothérapie.

III. Hygiène. — Éviter alcool, café, thé, repas prolongés, coït, émotions, excès de travail, colère.

Combattre la constipation au moyen des purgatifs.

HOQUET.

Dumontpallier.

Traiter le hoquet par la faradisation. Appliquer le pôle positif sur le trajet du nerf phrénique, à égale distance du larynx et de la clavicule; promener le pôle négatif sur la base du thorax, au niveau des attaches du diaphragme.

Les courtes contractions spasmodiques du diaphragme rompent le rhytme de ce muscle.

HYPERSTHÉNIE CÉRÉBRALE.

Dieulafoy.

Potion calmante avec :

Sirop de chloral. . . . .⎫
— de morphine . . . . ⎬ ââ 30 gr.
Eau distillée de tilleul. . . . . ⎭
Eau de fleur d'oranger. . . . .   10 —

HYSTÉRIE.

Charcot.

I. Traitement moral ou psychique. — 1° *Isolement*, éloignement des malades du lieu où la maladie s'est déclarée et s'est développée;

2° *Séparation respective des personnes atteintes;*

3° *Suppression de toutes visites de la part des parents ou amis.*

D'une façon générale, plus les parents d'une hystérique sont tendres, affectueux, attentifs à prévenir ses désirs et à s'alarmer de ses souffrances, plus il est urgent de soustraire la malade à leur maladroite et inopportune sollicitude et de la placer, si elle est pauvre, dans un hôpital; si elle est riche, dans une maison de santé.

Cette méthode, quelque difficile qu'elle soit à mettre en pratique dans certains cas, quelque répugnance qu'éprouvent les familles des malades, n'en reste pas moins capitale dans le traitement de l'hystérie, où, sans contestation possible, l'élément psychique joue un rôle considérable quand il n'est pas prédominant. Il est de toute nécessité de séparer les malades de leur père et mère, dont l'influence est particulièrement pernicieuse.

Le fait seul d'avoir obtenu l'isolement constitue une sorte de victoire morale, qui place l'hystérique sous la domination exclusive du médecin. Celui-ci n'a plus qu'à profiter de ce premier succès, en faisant suivre avec une rigoureuse exactitude le traitement qui lui parait indiqué.

Quand la malade est isolée, il faut qu'une véritable suggestion à l'état de veille soit exercée par le médecin ou des personnes sûres, qui sauront inspirer à la malade une confiance et une crainte salutaires.

Une seconde manière d'influencer l'esprit, c'est de provoquer une émotion morale vive ; on comprendra qu'il soit difficile de réglementer un pareil procédé : la délicatesse et le tact du praticien en sont les seuls juges.

La suggestion hypnotique a pris de nos jours une extension très grande, elle a pour propriété de déplacer et de concentrer toute l'activité des centres nerveux sur un point déterminé, et c'est au trouble profond qu'elle jette dans le fonctionnement normal du système nerveux, que l'on demande la guérison des désordres fonctionnels antérieurs et spontanés qui constituent la maladie. C'est dire la prudence qu'il est nécessaire d'apporter dans toutes les manœuvres hypnotiques.

II. TRAITEMENT MÉDICAL. — Deux indications : 1° faire cesser le plus promptement possible les accidents actuels de la névrose ; 2° combattre la susceptibilité morbide en vertu de laquelle ces accidents ont pu se produire et modifier la diathèse s'il en existe une ; le rhumatisme, par exemple.

Administrer des reconstituants, parmi lesquels les amers et les ferrugineux tiennent la première place.

Prescrire la teinture de Mars tartarisée, VIII gouttes à chaque repas. L'anorexie hystérique guérit par ces moyens.

Ne pas se fier aux bromures. Ne pas trop compter sur l'emploi des opiums à hautes doses et des autres antispasmodiques.

Le bromure de potassium, et en général les bromures alcalins, qui rendent tant de services dans la cure des diverses névropathies, paraissent n'avoir donné aucun résultat. Ils n'ont plus guère d'utilité, que comme élément de diagnostic différentiel entre l'hystérie et l'épilepsie; on sait en effet la grande efficacité de ce médicament dans le traitement de la dernière de ces deux maladies.

III. TRAITEMENT HYDROTHÉRAPIQUE. — L'hydrothérapie est un des plus puissants modificateurs connus du système nerveux. Elle est indiquée dans la majorité des cas d'hystérie confirmée.

L'ordonner de préférence sous la forme de douches froides (12 à 15 degrés) en jet brisé, sur le tronc et les membres, pas sur la tête. Chaque douche doit durer 15 secondes, pas davantage. Elle sera terminée par un jet d'eau chaude sur les pieds et suivie d'une friction sèche énergique, pour assurer la réaction.

Il faut se souvenir en outre que la pratique de l'hydrothérapie, chez certains sujets, donne naissance aux crises d'hystérie.

Si les douches étaient mal supportées, si elles provoquaient des attaques convulsives ou d'autres accidents, on les remplacerait avec avantage par des bains tièdes (34 degrés) prolongés pendant 45 à 60 minutes, ou par des bains frais (30, 28, 26 degrés) de 5 à 15 minutes de durée.

IV. TRAITEMENT ÉLECTROTHÉRAPIQUE. — Employer l'électrisation statique. Elle n'a d'autre inconvénient que d'exiger des appareils encombrants et d'un entretien assez délicat.

Chez la plupart des hystériques anesthésiques, à la suite du bain électrique, la sensibilité reparait d'abord, pour un instant, pour quelques heures peut-être, puis à mesure que les séances se répètent, pour un temps plus long, pour plusieurs jours par exemple ; enfin par la prolongation du traitement, elle peut se rétablir d'une façon définitive.

En même temps qu'a lieu le retour plus ou moins durable de la sensibilité, les autres phénomènes hystériques, les attaques, par exemple, se modifient en général favorablement et disparaissent.

Hoquet hystérique. — Les moyens en apparence les plus rationnels sont : l'opium, le bromure de potassium, l'extrait de belladone, le lavage de l'estomac, l'hydrothérapie, l'électrisation statique et la faradisation à l'épigastre.

Névralgies, paralysies et contractures hystériques. — Placer les malades sur un tabouret isolant.

Bain électro-statique.

S'abstenir de toute intervention chirurgicale ; les applications de vésicatoires ou de cautères, l'immobilisation prolongée, les sections de nerfs et de tendons exaspèrent presque toujours le mal, et sont quelquefois suivis des plus fàcheux effets.

Paralysies psychiques. — On ne saurait mettre le médecin trop en garde contre la tendance qu'il pourrait avoir, en se fondant sur la connaissance des faits, à prendre volontiers, d'ailleurs dans la meilleure intention du monde, le rôle de thaumaturge.

L'*injonction* est un instrument dont on ne connait pas encore bien le mécanisme, et dont, en dehors des faits d'hypnotisation, on ne saurait mesurer la portée. Or, l'insuccès d'une guérison, en pareille circonstance, serait évidemment de nature à compromettre l'autorité de celui qui l'aurait annoncée.

Procéder par voie d'entraînement mental lent et progressif sera toujours plus prudent et souvent efficace.

On peut encore réveiller l'image mentale du mouvement à l'aide de la vue. Dans ce but, placer un dynamomètre dans chaque main de la malade ; on l'exhorte alors à serrer l'instrument avec une énergie progressivement croissante. Cet exercice doit être répété trois ou quatre fois par jour.

L'*isolement* est encore une mesure fort recommandée. On conçoit, en effet, que la malade vivant au milieu de ses proches, entourée des soins assidus, mais malencontreux, que lui prodigue sa famille, se trouve pour ainsi dire plongée dans un véritable milieu de culture, où l'idée pathogénique se trouve sans cesse renouvelée et entretenue.

Le massage, les douches froides, l'électricité statique, le bain électro-statique, l'emploi des toniques compléteront le traitement.

Scoliose hystérique. — Employer la franklinisation.

Les propriétés des aimants et des œsthésiogènes en général peuvent être utilisées pour le transfert des scolioses ; mais leur action est aléatoire et ne réussit souvent que lorsqu'il y a contracture avec anesthésie cutanée.

Le massage est délicat à appliquer, on l'emploie en vertu de la facilité avec laquelle la diathèse de contracture se produit chez les hystériques ; il agit surtout par la contracture provoquée des antagonistes.

D'ailleurs il ne faut pas oublier qu'une friction, le simple frôlement de la peau, un courant d'air, un souffle sur l'hypocondre suffira pour produire un mouvement contraire à celui qui est le fait des muscles contracturés et partant la guérison.

Tous les jours, on ordonnera une douche froide en jet brisé et de courte durée : et la scoliose disparue, on persévérera dans cette pratique dont les effets sont des plus favorables pour la prophylaxie des accidents futurs de l'hystérie.

Vomissements incoercibles des hystériques. — Le changement de milieu et l'hydrothérapie réussissent parfaitement.

Dans les vomissements par atonie gastrique, la glace, la strychnine, la noix vomique, l'ergot, les quassiées et les amers vrais en général sont indiqués.

Les vomissements par troubles secrétoires, par gastrorrhée appellent l'emploi des absorbants, les lavages de l'estomac par le tube de Faucher.

Bouchard.

Vomissements hystériques par inhibition vitale.— On obtient la cessation des vomissements incoercibles avec l'iodure de potassium.

Dieulafoy.

Le traitement doit être palliatif et curatif.

Surveiller attentivement les causes qui peuvent aider au développement de la maladie.

Chez une enfant prédisposée, l'éducation joue un grand rôle; il faut éviter toute cause d'excitation et d'émotion, conseiller la vie à la campagne et les exercices un peu rudes.

Le mariage n'a aucun inconvénient, quand il se fait dans de bonnes conditions; il est même utile dans certains cas.

Hystérie déclarée.— I. TRAITEMENT MORAL.—Conseiller l'isolement, qui est une excellente mesure.

II. TRAITEMENT MÉDICAL. — Faire usage des antispasmodiques.

Prescrire l'hydrothérapie.

L'hydrothérapie, bien appliquée, est certainement un des moyens les plus puissants contre certaines manifestations de l'hystérie.

III. RÉGIME. — Prescrire le changement d'air, les voyages.

Paralysies, contractures, anesthésies hystériques. — Ces accidents cèdent habituellement à l'application des aimants ou de l'électricité, mais leur disparition n'est souvent que temporaire.

La suggestion peut rendre de très grands services, et les exemples sont déjà nombreux de troubles hystériques, attaques d'hystéro-épilepsie, épilepsies, contractures, datant de bien des mois, ayant résisté à tous les moyens et complètement guéris par la suggestion.

Dujardin-Beaumetz.

Contractures hystériques. — Sommeil anesthésique et compression sur le membre malade.

Convulsions hystériques. — Prescrire :

Teinture de castoreum	6 gr.
— d'assa fœtida.	7 — 50
— d'extrait d'opium........	2 —

1 à 2 grammes en potion ou dans un lavement, deux ou trois fois par jour.

Chez les malades robustes, le traitement bromuré est indiqué :

Bromure de potassium	
— de sodium............	âà 10 gr.
— d'ammonium	
Eau distillée.................	250 —

Une cuillerée à bouche, matin et soir.

Chez les malades faibles, anémiques et déprimées, le traitement bromuré doit être évité.

Dans les formes dépressives : opium.

Dans les périodes d'excitation : bains chauds, pendant une à deux heures.

Douches en jet brisé. Au début du traitement, commencer par des douches tempérées à 25° ou 30°.

Éviter les bains de mer et le séjour au bord de la mer.

Électricité statique.

Paralysie hystérique. — Électricité et hydrothérapie.

Troubles de la sensibilité. — Métallothérapie, application d'aimants.

Vomissements hystériques incoercibles. — Le lavage de l'estomac et l'alimentation artificielle au moyen du tube de Faucher ou du tube de Debove donnent d'excellents résultats.

Huchard.

Vomissements incoercibles. — Pulvérisations d'une solution concentrée de bromure de potassium, dirigée vers le larynx, combinées avec des badigeonnages de la gorge avec la solution suivante :

```
Glycérine .....................   20 gr.
Bromure de potassium..........    2 —
Chlorhydrate de morphine......   20 centigr.
```

H. Rendu.

Tremblement hystérique. — Pas d'indications spéciales, c'est le traitement de la névropathie en général.

I. TRAITEMENT EXTERNE. — La médication qui parait le mieux réussir est l'hydrothérapie, agent stimulant et sédatif.

Avoir en outre recours aux aimants, à l'électricité statique, et à la suggestion.

II. TRAITEMENT INTERNE. — Le bromure et le chloral, dans les cas où le tremblement est très prononcé, ont une efficacité incontestable, et sous l'influence de ces agents, on voit disparaître très vite l'exagération des réflexes tendineux et la trépidation épileptoïde des membres inférieurs.

Le salicylate de soude et l'antipyrine peuvent aussi rendre des services.

7.

On peut donner, avec de bons résultats, le valérianate d'ammoniaque et le bromure de potassium.

En un mot, tous les médicaments qui agissent sur
le centre gris de la moelle, en diminuant son excitabilité, trouvent ici leur indication.

III. RÉGIME. — En général, le repos, une bonne
hygiène, la suppression des excitations physiques et
morales qui développent les manifestations de l'hystérie, suffisent à produire une détente favorable, et
en quelques semaines, on voit disparaître des tremble-
ments qui semblaient devoir être incurables.

Descroizilles.

Hystérie infantile. — Prescrire :

N° 1. Extrait de belladone. . . . . }
    Poudre de racines de belladone. . . } aā 1 centigr.
Pour une pilule. — 1 à 3 par jour.

N° 2. Musc . . . . 1 gr.
    Assa fœtida. . . . . 1 — 50
    Poudre de camphre. . . . . :. 0 — 50
    Extrait de gentiane. . . . . Q. S.
Pour 15 pilules. — 2 à 4 par jour.

N° 3. Teinture d'opium. . . . . 50 centigr.
    —   d'assa fœtida. . . . . 5 gr.
    —   de castoréum. . . . . 4 gr.
V à X gouttes par jour.

Aug. Ollivier.

Hystérie infantile. — Devant la persistance des accidents, prescrire l'isolement, c'est-à-dire l'éloignement
de l'enfant de la proximité de ses parents. Cet éloignement sera rigoureusement observé, sans entrevue, et
pendant longtemps. Il peut suffire à faire disparaître
les crises.

Pendant cet isolement, les petits malades seront plus sérieusement l'objet d'une sage hygiène; on donnera d'une manière méthodique les bains et les douches froides quotidiennement. On pourra y joindre l'emploi de l'électricité statique. On multipliera les distractions, les jeux physiques, les exercices corporels.

Si l'enfant parait très débilité, par exemple à la suite d'une maladie antérieure, ou par la croissance, ajouter une médication reconstituante (huile de foie de morue, sirop d'iodure de fer et phosphate de chaux).

Jules Voisin.

Hystérie consécutive à la grippe. — I. TRAITEMENT MÉDICAL. — Recourir à la médication sthénique, jointe à une hygiène reconstituante : fer, quinquina, amers, douches.

II. TRAITEMENT PSYCHIQUE. — A ce traitement rationnel, ajouter chez les sujets hypnotisables, la suggestion, soit à l'état hypnotique, soit même à l'état de veille; les résultats obtenus sont des plus satisfaisants.

Féré.

Monoplégies brachiales hystériques. — La thérapeutique qu'on doit rationnellement leur opposer sera psychique, comme l'état morbide auquel elle s'adresse; elle doit être une *thérapeutique d'imagination*.

La première indication à remplir est de provoquer chez la malade l'état hypnotique et quand cet état peut être obtenu, de lui suggérer l'idée contraire à celle qui a donné naissance à la paralysie.

Il faut en outre agir sur l'esprit des malades, capter leur confiance et leur affirmer sur un ton convaincu que leur paralysie n'est qu'un accident passager qui disparaîtra à coup sûr.

Gilbert Ballet.

Hystérie hémianesthésique. — Supposons que l'hystérique soit une hémianesthésique gauche. Plaçons un aimant en regard de l'un des membres anesthésiés, le membre supérieur, par exemple, et voyons ce qui va se passer. Après un temps qui est d'ordinaire toujours le même, à peu de chose près, pour le même sujet, mais varie, avec les divers malades, de quelques secondes à quelques minutes ou même plusieurs heures, la sensibilité d'abord éteinte reparaît. Si le retour se fait rapidement, tous les points du côté hémianés-thésié deviennent sensibles au même instant. Lorsqu'au contraire ce retour est lent à se produire, l'anesthésie disparaît sur certaines parties, tandis que les voisines sont encore insensibles. Habituellement, c'est au niveau même du point d'application de l'aimant que la sensibilité se montre en premier lieu ; toutefois, chez plusieurs malades et dans plusieurs expériences faites sur chacune d'elles, la partie qui la première recouvrait le sentiment était la peau du thorax ; l'aimant était placé en regard de l'avant-bras.

En même temps que le côté hémianesthésié, le gauche, récupère ses fonctions, que le tact, la douleur, le chaud et le froid y redeviennent perceptibles, que l'ouïe, la vue, l'odorat, obtus ou abolis jusque-là, recouvrent leur jeu régulier, le côté droit cesse de percevoir les impressions. L'anesthésie s'est, de toutes pièces, transportée d'une moitié du corps dans l'autre, il y a eu *transfert*, comme on dit. Le phénomène du transfert, découvert lors des premières vérifications de l'action des métaux, est un fait constant chez les hystériques. Il est particulièrement facile de le suivre au moment où il se produit, en examinant ce qui se passe du côté de l'oreille ou du côté de l'œil. En ce de soumettre les malades. On utilise ordinairement qui concerne le premier de ces sens, l'acuité auditive diminue progressivement du côté droit à mesure qu'elle augmente à gauche; il en est de même pour la vue; en outre, si, ce qui est la règle, la malade observée est achromatopsique, les couleurs disparaissent à droite les unes après les autres, tandis qu'au contraire elles reparaissent individuellement à gauche: l'ordre de cette réapparition est toujours le même: le rouge, quelquefois le bleu, suivant les sujets, est perçu en premier lieu, puis le jaune, le vert et enfin le violet.

Hystérie gastrique. — I. TRAITEMENT PSYCHIQUE. — Psychothérapie : magnétisme, hypnotisme, suggestion, fascination.

II. RÉGIME. — Suralimentation.

Paul Blocq.

I. TRAITEMENT PSYCHIQUE. — C'est la méthode thérapeutique sur laquelle on doit surtout compter.

II. TRAITEMENT INTERNE. — Dans l'hystérie avec agitation extrême ou excitation mentale, administrer le bromure de camphre, selon la formule suivante :

```
Camphre monobromé ........  3  gr.
Extrait de quassia .........  2  —
Sirop de belladone .........  Q. S.
```

Mêlez et divisez en 30 pilules. Une à trois par jour.

III. TRAITEMENT EXTERNE. — On doit désigner sous le nom de *traitement externe de l'hystérie* : l'hydrothérapie, l'électrothérapie, la kinésithérapie.

1º *Hydrothérapie.* — L'hydrothérapie constitue la méthode par excellence du traitement externe, et son efficacité, dès longtemps reconnue, n'a jamais été mise en doute, c'est-à-dire qu'on y aura recours dans la très grande majorité des cas, sinon dans tous. C'est aux douches générales qu'il convient le plus souvent les douches froides (13° à 18°) en jet brisé sur le tronc, terminées par un jet sur les pieds, d'une durée n'excédant pas de quinze à vingt secondes, suivies ou non, selon la réaction, de frictions sur tout le corps. Les douches seront prises tous les jours et même deux fois par jour.

Lorsque, en raison de conditions particulières, ce mode hydriatique ne pourra être employé, on le remplacera par l'enveloppement dans des draps mouillés ou par des ablutions sur tout le corps, faites à l'aide d'une grosse éponge.

Contrairement à certaines préventions, les bains de mer sont utiles aux hystériques, mais à la condition de se rendre dans des stations de la zone moyenne, et non septentrionale, et de ne pas prolonger la durée des bains au delà de trois minutes.

2° *Électrothérapie*. — Si l'on réserve certains cas spéciaux, dans lesquels la *faradisation* est spécialement favorable, la *franklinisation* (électricité statique) parait convenir au plus grand nombre des cas. C'est le bain statique que l'on prescrira alors de préférence.

3° *Kinésithérapie*. — Toutes les pratiques de cet ordre : la *gymnastique*, le *massage*, les différentes variétés d'exercice musculaire conviennent, d'une façon générale, au traitement de l'hystérie. La gymnastique de l'opposant (*gymnastique suédoise*) fait à la vérité plutôt partie du traitement hygiénique ; mais le *massage* peut être considéré comme un agent véritablement actif. Ses différentes variétés : *effleurage, pétrissage, tapotement, friction*, trouvent leurs indications selon les manifestations variables de la névrose. Le pétrissage général est utile dans les formes convulsives ; l'effleurage réussit dans les cas de contracture.

On peut associer entre eux ces divers modes de traitement externe et, en particulier, l'hydrothérapie et le massage.

HYSTÉRO-ALCOOLISME.

Charcot.

Le traitement doit s'adresser à la fois à l'intoxication et à l'hystérie.

Pour l'intoxication, l'indication thérapeutique est simple, quoique souvent difficile à réaliser; elle consiste dans la suppression de l'alcool à laquelle on joindra les sédatifs du système nerveux : le bromure de potassium et surtout le chloral.

Il faudra, d'autre part, s'adresser à l'hystérie et combattre ses manifestations. Contre les troubles nerveux, on aura recours aux agents esthésiogènes (aimants. courants électriques, métaux), à la méthode dynamométrique; dans certains cas, quand le sujet est hypnotisable, la suggestion pourra être employée avec succès.

HYSTÉRO-ÉPILEPSIE.

Charcot.

Dans certains cas graves, il y a douleur ovarienne nette et aura partant de ce point.

Quand l'accès s'est produit, que la femme est par terre sur un matelas, le médecin met un genou en terre et plonge le poing fermé dans la fosse iliaque qui est le siège de l'ovarie. Faire appel à toute sa force pour vaincre la rigidité des muscles abdominaux. Cette résistance une fois vaincue, quand on a pénétré dans le bassin, la sédation se manifeste : quelques mouvements de déglutition se produisent et les muscles reviennent en résolution. Maintenir la compression pendant quelques minutes, et alors l'attaque est bien réellement terminée; sinon, on pourrait recommencer.

Chez toutes les malades, l'effet n'est pas aussi complet ; chez quelques-unes, l'attaque est seulement modifiée, mais toujours en bien.

Bourneville.

Le nitrite d'amyle, pris en inhalations, est un moyen particulièrement efficace pour couper court promptement et définitivement à un état de mal hystéro-épileptique, alors même qu'il se présente sous la forme la plus accentuée.

HYSTÉRO-TRAUMATISME.

Charcot.

I. TRAITEMENT GÉNÉRAL. — Douches de 20 à 30 secondes de durée, données en jets brisés, en évitant la tête.

De plus, 2 ou 3 fois par semaine, séances d'électricité statique, de 15 à 20 minutes de durée.

II. TRAITEMENT LOCAL. — On peut conseiller le *massage*. Celui-ci a donné des résultats très curieux et fort importants. C'est ainsi que dans les cas où la paralysie sensitive persiste seule dans un bras, on peut, par le massage des deux bras, rendre le bras sain anesthésique à son tour par un phénomène de *transfert*, tandis que la sensibilité revient sur le bras primitivement atteint. Ces phénomènes de transfert s'opèrent avec une très grande rapidité ; on peut les obtenir jusqu'à 10 fois par minute et on peut voir la sensibilité revenir sur toutes les parties du corps. Lorsqu'il s'agit de contractures récentes, le massage a de grandes chances de réussir.

Les *aimants* sont également des agents de transfert

soit d'une moitié du corps à l'autre, soit d'un individu à un autre.

III. TRAITEMENT PAR LA SUGGESTION. — Le traitement par *suggestion* ou traitement moral devra être employé, car chez les hypnotiques, une suggestion peut défaire ce qu'une autre a fait et de même chez les hystéro-traumatiques, une suggestion imposée par le médecin peut faire cesser les accidents déterminés par l'auto-suggestion.

Le meilleur traitement, on pourrait même dire le seul qui donne de bons résultats, est de faire agir par une suggestion constante et patiente l'image visuelle du mouvement du côté sain, afin d'évoquer l'idée du même mouvement dans le côté paralysé, de rendre pour ainsi dire la mémoire du mouvement au centre de commandement dont les fonctions paraissent être anéanties.

Ce rappel de mémoire peut être facilité par les manœuvres d'un opérateur habile, qui fait reproduire mécaniquement le mouvement à l'organe inerte; ce moyen réussit quelquefois rapidement, quand le malade est traité dès le début des accidents.

IV. TRAITEMENT CHIRURGICAL. — Quand la contracture s'est compliquée de la production de tissus fibreux, de brides, qui mettent obstacle au redressement, et par suite à la guérison, il faut avoir recours à la section de ces brides, à la *ténotomie*.

Mais il faut bien s'assurer, avant de pratiquer cette opération, que le sujet n'est plus en diathèse de contracture, car, dans ce dernier cas, toute opération chirurgicale doit être repoussée.

Lannelongue.

Contractures non douloureuses de la hanche. — Employer l'extension continue. Cette méthode de traitement a donné des résultats extrêmement encourageants.

Babinski.

Le *transfert* constitue une véritable méthode de traitement; on peut faire disparaître non seulement des accidents hystériques provoqués et des mutismes, mais encore des manifestations spontanées et invétérées.

IMBÉCILLITÉ, IDIOTIE.

Luys.

Les moyens thérapeutiques doivent s'adresser en même temps à l'être physique, qui est toujours plus ou moins débilité, et à l'être moral, à l'aide d'une pédagogie spéciale.

I. TRAITEMENT HYGIÉNIQUE. — Recourir principalement à l'hygiène pour rétablir la constitution physique des enfants débilités; leur faire prendre de l'exercice, régulariser leurs mouvements à l'aide de la gymnastique; leur administrer des bains toniques répétés; surveiller d'une façon spéciale les soins de la propreté corporelle. Réglementer leur alimentation à heure fixe et à dose déterminée, ainsi que leurs occupations, leurs jeux, leur sommeil; surveiller avec la plus scrupuleuse attention les habitudes de masturbation.

II. TRAITEMENT MÉDICAL. — En même temps, administrer à l'intérieur les différents agents de la médication tonique.

Avoir grand souci des variations qui peuvent survenir dans l'humeur du sujet, et qui dépendent de

phénomènes d'excitation, d'hallucinations passagères
qu'il faudra traiter comme les phénomènes similaires
chez les aliénés

III. TRAITEMENT PÉDAGOGIQUE. — Ici commence,
pour tous ceux qui se livrent à la tâche ingrate et
pénible de l'éducation des idiots, une phase dans laquelle leur patience est mise à l'épreuve. Il faut, en
effet, retrouver chez ces enfants arrêtés dans leur développement par des lésions profondes, les germes
d'une aptitude quelconque et des rudiments de facultés
à cultiver. Il faut les mettre en valeur, les raviver et
créer, grâce à la possibilité de certaines suppléances,
des aptitudes nouvelles qui peuvent ainsi émerger de
l'inconnu, et permettre de relever de quelques degrés
au-dessus de sa situation première l'individu déchu,
déshérité.

INJECTIONS DE LIQUIDE TESTICULAIRE.

Brown-Séquard.

Les injections sous-cutanées de liquide testiculaire
développent un état de bien-être, une *euphorie* bien
manifeste, et impriment une suractivité salutaire aux
nerfs et aux muscles.

Elles peuvent combattre l'affaiblissement dû à certaines maladies, et notamment à la tuberculose.

C'est secondairement, et par suite de l'influence dy-
namogénique de ce liquide sur les centres nerveux et
surtout sur la moelle épinière, qu'il se produit des effets
curatifs dans tant d'affections si différentes l'une de
l'autre.

Le liquide testiculaire peut être conservé très actif
et sans altération pendant au moins cinq ou six
jours.

Je ne prétends pas que ces injections guérissent des

lésions organiques; mais je crois que, « malgré la persistance plus ou moins complète de certaines lésions organiques, le suc testiculaire peut faire disparaître les effets que ces lésions avaient produits. »

Un certain nombre de médecins ont éprouvé de la part de leurs malades une résistance contre les injections de liquide testiculaire, résistance basée sur la douleur que provoquaient ces injections. Cette douleur peut être supprimée si l'on prend les précautions suivantes : remplir la seringue à moitié avec le liquide testiculaire, achever de la remplir avec de l'eau distillée. Mais cela ne suffit pas, ce mélange n'est pas parfait et intime. Il faut alors agiter la seringue, avant de faire l'injection, jusqu'à ce qu'on se soit assuré qu'il n'existe plus dans le mélange de stries produites par de la glycérine incomplètement dissoute. En prenant ces précautions, les injections ne sont plus douloureuses ou tout au moins, le sont fort peu.

Voici le résumé des résultats obtenus à l'aide des injections de liquide testiculaire :

Ataxie locomotrice, 342 cas ; 314 améliorations ou guérisons.

Autres scléroses médullaires; 8 à 9 0/0 d'améliorations ou de guérisons.

Tuberculose pulmonaire, 67 cas; améliorations, 8 0/0.

Cancers superficiels, 103 cas; améliorations dans presque tous les cas.

Paralysie agitante, 27 cas; 25 améliorations.

Diabète; amélioration presque constante.

Beaucoup d'autres affections chroniques ont été très améliorées dans presque tous les cas.

Par exception, la neurasthénie s'est montrée rebelle dans presque la moitié des cas.

Toutes ces recherches conduisent à émettre les conclusions suivantes :

1° Bien que le liquide orchitique ne possède aucune

influence curative directe sur les divers états morbides de l'organisme, il peut, après injection sous la peau, guérir ou améliorer considérablement les affections, organiques ou non, les plus variées, ou tout au moins en faire disparaître les effets.

2° Ces actions du liquide orchitique sont dues à deux espèces d'influences : par l'une, le système nerveux, gagnant en force, devient capable d'améliorer l'état dynamique ou organique des parties malades ; par l'autre, qui dépend de l'entrée dans le sang de matériaux nouveaux, ce liquide contribue à la guérison d'états morbides grâce à la formation de nouvelles cellules ou de nouveaux éléments anatomiques.

INSOMNIE.

Charcot.

Le *casque vibrant* (voy. p. 163) semble donner les meilleurs résultats dans l'insomnie, soit idiopathique, soit liée à la neurasthénie ; elle est à peu près constamment guérie par l'emploi du casque. En général, le sommeil redevient meilleur dès la première séance, le malade s'endort, non pas immédiatement sous l'influence de l'application du *casque*, mais après qu'il a vaqué à ses occupations. Il dort mieux la nuit suivante. Jusqu'ici, huit ou dix séances quotidiennes, de vingt minutes chacune, ont suffi pour triompher d'insomnies très rebelles.

Constantin Paul.

Potion avec l'hypnone.

Hypnone.	VI gouttes.
Glycérine	2 gr.
Looch blanc	50 —

F. S. A. une potion, à prendre en une fois, au moment de se coucher, pour provoquer le sommeil.

Dans quelques cas seulement, le réveil s'accompagne d'une très légère pesanteur de tête.

Insomnie nerveuse simple. — Le sulfonal réussit et n'a jamais causé d'accident sérieux ; mais il réussit moins bien quand le malade a de fortes douleurs.

On a observé quelquefois sur la peau une éruption rubéolique légère et fugace.

Le sulfonal est un hypnotique qui mérite de prendre place à côté du chloral.

Audhoui.

Paraldéhyde....................	2 à 4 gr.
Eau de fleurs d'oranger..........	àà 30 —
Hydrolat de menthe poivrée......	
Sirop de gomme	25 —

F. S. A. une potion, à prendre en une ou deux fois dans l'espace d'un quart d'heure.

Dujardin Beaumetz.

N° 1. Paraldéhyde..................	2 gr.
Teinture de vanille..............	XX gouttes.
Sirop de laurier-cerise..........	30 gr.
Eau de tilleul	70 —

Par cuillerées à bouche.

N° 2. Paraldéhyde..................	15 gr.
Eau.	250 —

1 à 2 cuillerées à bouche dans un grog au kirsch.

Insomnie des enfants. — Prescrire :

Eau chloroformée saturée.....	50 gr.
Eau de fleurs d'oranger.......	50 —

Eau de tilleul . . . .   50 gr,
Bromure de potassium . . . .   1 —
Sirop diacode . . . .   20 —

Jules Simon.

Insomnie chez les enfants. — Essayer d'abord les préparations opiacées, fractionner les doses, commencer par des doses faibles, les élever graduellement et surveiller les effets.

Mais il ne faut pas donner de l'opium à un enfant qui est constipé, qui a de l'anurie ou qui a des démangeaisons : voilà les principales contre-indications.

Le laudanum de Sydenham sera donné aux doses suivantes :

Jusqu'à 6 mois . . . .   une 1/2 goutte.
De 6 mois à 1 an   I   —
De 1 an à 2 ans.   II   —
Au-dessus de 2 ans   III   —

On l'incorpore dans une potion de 120 grammes, à prendre par cuillerée à café toutes les demi-heures.

L'élixir parégorique est cinq fois moins actif.

Le sirop de codéine est un bon hypnotique, bien supporté par les petits enfants. A un an, une cuillerée à café dans une potion; au-dessous d'un an, une demi-cuillerée à café.

Chez les enfants dont le système nerveux est irrité, prescrire le bromure de potassium :

Jusqu'à 2 mois . . . .   5 à 10 centigr.
De 3 mois à 6 mois   20   —
De 6 mois à 1 an 1/2 . . . .   30 à 40   —
A partir de 2 ans . . . . . .   1 à 3 gr.

A donner dans le potage du soir, en ayant soin d'interrompre la médication, après cinq ou six jours, pour la reprendre ensuite.

Le chloral est un bon médicament; donner :

Au-dessous de 1 an . . . . 30 centigr.
A 1 an . . . . 50 —
        1 an 1/2 a 2 ans . . . . 60 —
A partir de 2 ans . . . . 1 gr.

On prescrit, par la voie rectale :

Hydrolat de chloral . . . . 20 à 40 centigr.
Teinture de musc. . . . . ⎱ āā XX gouttes.
 —   de valériane . . . . . . ⎰
Eau distillée . . . . 60 gr.

Donner un lavement simple pour nettoyer l'intestin, puis le chloral associé au camphre ou au musc dans un jaune d'œuf délayé dans une petite quantité d'eau.

Le chloral est mieux toléré quand il est administré par la voix rectale que par la bouche; mais son action thérapeutique est moindre, d'où la nécessité de le donner à dose un peu plus élevée.

Le chloral convient surtout quand l'enfant est menacé de *convulsions*, qu'il a le hoquet ou des soubresauts; l'insomnie n'est souvent, en effet, que le prélude des convulsions.

Si l'insomnie est causée par la *douleur* : antipyrine en lavement. Chez les enfants de 4 à 5 ans, débuter par 0gr,50.

Insomnie liée à des troubles digestifs. — *Quand l'enfant tette*, prescrire, au milieu de chaque tétée, une cuillerée à café d'eau de chaux ou de Vals dégourdie, et un laxatif léger.

Quand l'enfant est sevré, surveiller sa nourriture.

Au-dessus de deux ans : amers, vin de Chassaing, vin de rhubarbe, élixir de Grez. Tous ces remèdes seront coupés d'eau par parties égales.

Il est enfin d'autres hypnotiques que l'on ne doit pas négliger, tels que l'eau de laurier-cerise, le musc, l'ether, la valériane.

Luys.

Insomnie des hallucinés. — Prescrire :

Julep gommeux	160 gr.
Sirop de chloral	50 —
Ergotine.	30 centigr.

M. — Une cuillerée à soupe toutes les heures.

Huchard.

Chez les jeunes enfants :

Uréthane	20 centigr.
Eau de tilleul	
— de fleurs d'oranger.	} àà 20 gr.
Sirop	

Chez les adultes :

N° 1. Uréthane.. . . . . 30 gr.
    Eau distillée . . . . 100 —

3 à 4 cuillerées à café, à prendre le soir dans une tasse d'infusion de feuilles d'oranger.

N° 2. Uréthane . . . . 3 à 4 gr.
    Eau distillée. . . . . 40 —
    Sirop de fleurs d'oranger . . . . 20 —
N° 3. Uréthane. . . . . 3 à 4 —
    Sirop de fleurs d'oranger . . . . 20 —
    Eau de tilleul . . . . 40 —

A prendre en une fois.

L'uréthane, très soluble dans l'eau, produit, à la

dose de 3 grammes à 3gr,50 chez un adulte, un som
meil paisible, sans cauchemars, pendant 6 à 8 heures,

Le sulfonal est un hypnotique dont l'avantage sur
le chloral est la durée prolongée de son action.

Raymond.

Administrer le somnal à la dose de 2 grammes,
avec l'aide d'une solution de sucre de réglisse ou de
sirop de framboises :

        Somnal......................   10 gr.
        Sirop de framboises ....   30 —
        Eau distillée ....   45 —

Mêler. — Une cuillerée à soupe le soir. (Chaque
cuillerée contient 2 grammes de principe actif.)
À cette dose de 2 grammes, le somnal agit déjà une
demi-heure après l'ingestion, en procurant un sommeil calme de six heures, sans suites désagréables. Il
n'exerce aucune action sur la digestion, le pouls, la
respiration et la température. Il possède les propriétés du chloral et de l'uréthane, sans en présenter les
inconvénients.

Descroizilles.

Insomnie des enfants. — Prescrire :

        Sirop de codéine ....   10 gr.
          — de Tolu ....   20 —
        Alcoolature d'aconit ....   1 —
        Eau de tilleul ....   50 —

Une cuillerée à café, toutes les heures.

Legendre.

Quand on veut faire dormir un malade, la première question à trancher, c'est de savoir, autant que possible, pourquoi il n'a pas dormi jusque-là. La cause de son défaut de sommeil est-elle une douleur? ou un simple malaise? ou la tyrannie d'un symptôme prédominant, au cours d'une évolution morbide, par exemple, la dyspnée des affections cardiaques, rénales ou pulmonaires?

Le malade ne peut-il s'endormir? ou, s'étant endormi, est-il réveillé par le malaise ou la douleur comme tant de dyspeptiques? Ou bien, s'agit-il d'une agrypnie sans douleur et sans cause apparente, c'est-à-dire paraissant constituer à elle seule l'état morbide; insomnie de cause morale par exemple (chagrin, inquiétude) ou insomnie par excitation cérébrale, par excès de travail intellectuel, par mauvaise hygiène? Le diagnostic précis de la cause de l'insomnie peut seul conduire à la combattre efficacement.

Deux exemples ont montré que l'insomnie ne doit pas être toujours combattue par les hypnotiques. Il y a telle insomnie tenace chez un urémique qui disparaîtra après un purgatif drastique. On ne fera pas cesser celle d'un dyspeptique en lui donnant des drogues, mais bien en le faisant mieux digérer.

Trop souvent, c'est le médecin lui-même qui est la cause de l'insomnie de son malade, et, avant d'augmenter le nombre des potions ou des pilules, il devrait songer quelquefois à lui supprimer quelques médicaments, devenus nuisibles par un emploi trop prolongé.

Il y a lieu de savoir comment le malade est couché, si le cubage d'air de sa chambre est suffisant, si la température est convenable. J'ai vu des tuberculeux, traités par l'absurde système ancien du confinement et du surchauffage, qui avaient une insomnie rebelle avec sueurs profuses parce qu'on les faisait « cuire dans leur jus. » En vain ajoutait-on à leur stock quotidien de médicaments fondamentaux, un cortège cumulatif d'atropine, de morphine, etc. Ils ne dormaient ni ne cessaient de transpirer, tandis qu'après modification de la ventilation de leur chambre à coucher, le sommeil revenait et les sueurs diminuaient.

Combien cela est vrai aussi pour les enfants qui s'endorment difficilement et qui ont un mauvais sommeil dans une chambre trop petite, où toute la journée plusieurs personnes ont respiré, où les émanations médicamenteuses, celles des garderobes et l'éclairage ont vicié l'atmosphère; aussi est-ce un excellent moyen d'assurer le sommeil d'un enfant malade que de le transporter pour la nuit dans une chambre autre que celle où il a passé la journée.

Il faut aussi veiller, même quand les enfants sont bien portants, à ce que leur repas du soir ne soit ni trop copieux, ni d'une digestion difficile; proscrire le vin pur au dîner; éviter aussi qu'on les garde *au salon*, en compagnie des grandes personnes jusqu'à l'heure du coucher, afin de leur épargner la surexcitation par les conversations, les jeux, la lumière trop vive.

Il faut encore songer à la dureté ou à la mollesse excessive du coucher, à l'élévation de la tête, à la température des pieds; un enfant qui a froid aux pieds s'endort difficilement.

Je puis citer comme exemple de l'utilité de certaines attitudes pour le sommeil, la nécessité de ne reposer qu'assis pour dormir chez bon nombre d'asthmatiques, de dyspnéiques cardiaques. Chez certains individus qui ont en même temps l'estomac dilaté et le foie tuméfié, le sommeil n'est plus jamais possible dans la position horizontale.

Il faut s'inquiéter de savoir si un malade insomnique ne prend pas le soir de boissons excitantes, ne fume pas avec excès dans un espace confiné, s'il a pris quelque exercice après son dîner. Pour les personnes qui travaillent cérébralement, il y a lieu de conseiller de ne pas se jeter au lit immédiatement en quittant la table de travail, mais de faire un peu de locomotion dans l'appartement, de procéder lentement à la toilette de nuit, de ne pas négliger la friction générale sèche et aromatique, qui, en stimulant la circulation cutanée, décongestionne celle du cerveau; un court massage général, fait par un serviteur adroit, est plus efficace encore pour ceux qui peuvent s'offrir ce luxe. C'est dans le même ordre d'idée qu'agissent la lotion froide et le bain tiède, ou l'enveloppement hydriatique de l'abdomen.

Mais je suppose que la cause de l'insomnie soit quelque sensation pénible ou une véritable douleur.

Les moyens hygiéniques ne suffisent plus. C'est alors à des pratiques capables de calmer la douleur et aux médicaments analgésiants qu'il faut s'adresser.

Une sensation de plénitude de l'hypochondre par congestion hépatique, une tension intra-thoracique par hypérémie pulmonaire chez les tuberculeux, les asthmatiques, les cardiaques, céderont à l'application des révulsifs, ventouses, cataplasmes sinapisés, et leur disparition permettra le sommeil.

Une distension gastrique ou intestinale par dyspepsie flatulente, qui avait provoqué l'insomnie les jours précédents, est amendée par quelque boisson carminative très chaude (camomille anisée, etc.), par une application de linges très chauds ou de cataplasmes.

Il faut, en résumé, avoir pour principe de ne recourir aux calmants médicamenteux qu'après échec des moyens les plus simples.

IRRITATION CÉRÉBRALE.

Jules Simon.

État mental particulier, qui est assez fréquent chez les enfants et qui consiste dans une grande suractivité de l'intelligence ; bien que les fonctions intellectuelles restent intactes, le petit malade est incapable de les utiliser, et cela sans qu'il y ait de lésion organique.

Les enfants atteints d'irritation cérébrale sont généralement tristes, un peu mélancoliques, ont une mobilité d'esprit telle qu'ils ne peuvent suivre les idées les plus simples, sont souvent cruels pour les animaux et, lorsqu'ils sont plus grands, peuvent devenir des incendiaires. Ils n'ont pas de jugement, parce qu'ils n'ont pas de mémoire. Ils ont pourtant une grande sensibilité des organes des sens. Les objets brillants les attirent ; certains rythmes les calment ; ils peuvent même associer certaines notions et ont souvent une certaine aptitude pour la musique et les chiffres, mais ils n'obtiennent quelque résulat que tant que le jugement n'intervient pas.

Leur humeur est extraordinairement capricieuse : ni les caresses, ni les brutalités ne modifient en rien les crises, pendant lesquelles ils perdent toute notion de la réalité, et qui peuvent cesser tout à coup sans qu'on sache pourquoi.

Cet état peut se produire chez des enfants tout jeunes, et se traduit alors par de l'excitation et des mouvements perpétuels.

La plupart de ces enfants ont en outre des convulsions épileptiformes. Ils ne présentent pas de grandes attaques, mais deviennent subitement rouges, perdent conscience, se frappent la tête et reviennent ensuite à eux. D'autres fois, la crise se traduit par une douleur vive, localisée, ou encore un mouvement impulsif.

Les bains ne paraissent pas très utiles, parce qu'ils semblent exagérer la sensibilité de la peau.

Le bromure de potassium à doses progressives est le plus sûr de tous les moyens. Chez un enfant de six mois, on peut en donner 60 centigrammes trois jours de suite, laisser un peu de repos et reprendre ensuite.

D'autres fois, l'iodure de potassium agit mieux. On en donne 40 à 50 centigrammes au même âge, et on peut alterner ainsi les deux médicaments.

Le mercure, la valériane peuvent être aussi essayés.

Quant à la révulsion, elle ne paraît pas favorable : les vésicatoires, qu'on serait tenté de mettre pour diminuer l'état congestif, sont, au contraire, une cause d'excitation.

Prescrire des ventouses sèches pneumatiques, le long du rachis.

Lavements fréquents.

Éviter l'électricité, le séjour à la mer.

Ces enfants doivent être isolés, car tout ce qui est pour eux une cause d'activité cérébrale doit être évité à tout prix. Les éloigner des réceptions, des fêtes et même des réunions enfantines.

LYPÉMANIE.

Luys.

1° La première condition du traitement c'est le repos physique et moral ; il convient donc de déconseiller d'une façon absolue les déplacements intempestifs et les voyages.

Tout d'abord séparer le lypémaniaque du milieu ambiant dans lequel la maladie a commencé à apparaître. — L'isolement est d'autant plus important qu'il favorise la surveillance et permet de prévenir les tentatives de suicide.

2° Raviver l'activité des forces nerveuses, soit en agissant sur la périphérie du système nerveux, soit en agissant sur les régions centrales. — On aura donc recours : à des bains excitants sinapisés, à l'application, le long des membres, de courants faradiques, et, dans certaines formes de stupeur, à des vésicatoires, appliqués soit aux mollets, soit à la nuque. On peut quelquefois avoir recours à un révulsif appliqué directement sur le cuir chevelu, préalablement rasé.

Insister sur une alimentation régulière et complète, sur l'emploi quotidien des préparations ferrugineuses de quinquina arsénié, et surtout sur l'administration des boissons alcooliques, du rhum, du cognac, dont on peut donner par jour 100 à 125 grammes, suivant les forces du sujet, et surtout du café noir au déjeuner de midi.

On pourra, dans la période de retour, et alors seulement que le sujet possède en lui-même des éléments de réaction, employer la pratique de l'hydrothérapie, dont il faut s'abstenir dans les phases du début.

Quant aux tentatives de suicide que certains malades sont susceptibles de mettre à exécution, elles ne suscitent d'autre indication qu'une surveillance extrême, en ayant soin d'enlever de l'entourage du malade tous les objets qui pourraient faciliter leur perpétration. Quand ces tentatives sont réitérées, instituer un service de veille pour la nuit, en maintenant près du malade des personnes attentives, chargées de le suivre même pendant le sommeil, attendu que quelquefois ce sommeil est simulé.

S'il y a des troubles provoqués par le refus des aliments y remédier, à l'aide de l'alimentation artificielle.

MAL PERFORANT.

Déjerine.

En présence d'un mal perforant, il faut toujours songer à l'ataxie et au diabète.

I. TRAITEMENT LOCAL. — Le repos et la propreté suffisent souvent; dans les cas rebelles, on recourt à l'intervention chirurgicale.

II. TRAITEMENT GÉNÉRAL. —L'étiologie en montre toute l'importance.

MANIE.

B. Ball.

A côté de l'opium, de la morphine, de l'atropine, donner le tartre stibié, à faible dose; il constitue un hyposthénisant très efficace.

Magnan.

1° D'abord et avant tout, supprimer les moyens de contention ;

2° Administrer des calmants : bromure et chloral, séparément ou simultanément;

3° Tenter la cure par le laudanum à doses progressives;

4° Surveiller l'état général, l'état des forces, et par suite l'alimentation du malade. En nourrissant le malade, on lui permet de récupérer des forces qu'il perd incessamment et de faire les frais d'une maladie souvent longue. On a rarement l'occasion de forcer

les maniaques à manger ; ces malades sont ordinairement gloutons ; mais en cas de refus des aliments,
employer le cathétérisme, sous peine de voir survenir
à brève échéance un affaiblissement considérable de
la résistance physique, dont la conséquence serait
funeste.

Luys.

Dans l'accès de manie, les chances de succès sont
d'autant plus grandes que la maladie se rapproche
plus de sa période du début. Il convient donc le plus
tôt possible de faire l'application immédiate des éléments actifs du traitement ; l'isolement d'abord, la
balnéation ensuite, avec les réfrigérants (compresses
d'eau fraîche) en permanence sur la tête pour lutter
avec énergie contre le travail de fluxion sanguine qui
s'opère du côté de l'encéphale.

Lorsque le malade habite un appartement qui n'est
pas de plein pied avec le sol, tenir la famille au courant des incidents qui pourraient se développer, au
point de vue de la précipitation par les fenêtres, instituer une surveillance, la nuit, faire condamner
les ouvertures des fenêtres, éviter de laisser des instruments tranchants ou piquants à la portée du malade.

Surveiller son alimentation, autant que faire se
pourra ; administrer quelques purgatifs.

Lorsque le malade commence à devenir incoercible,
il ne peut plus être conservé dans la famille, il devient
alors nécessaire de lui faire donner des soins spéciaux,
c'est la seule chance de salut qui se présente, et à
laquelle il faut d'urgence avoir recours.

MASSAGE.

E. Barié.

On peut réunir en trois groupes les principales manœuvres que le masseur peut avoir à exercer : les *frictions*, les *pressions*, les *percussions*. Elles peuvent avoir comme complément, toute une série de mouvements spéciaux, qui constituent, si l'on veut, un quatrième et dernier groupe de manœuvres de massage.

1o *Frictions*. — La plus simple des manipulations du premier groupe est l'*onction* ; ce terme est si net qu'il n'a pas besoin d'être défini. L'onction a pour but d'étaler doucement un agent médicamenteux sur une région du corps ; elle en ramollit les parties, en diminue la tension, et facilite l'absorption du médicament. On peut d'ailleurs considérer l'onction comme une manœuvre préparatoire à la plupart des autres manipulations.

Une seconde variété constitue l'*effleurage*, qui se modifie sous forme de *passes*, de *frôlements* et d'*attouchements*. Ce ne sont, en définitive, que des applications de la pulpe des doigts sur la région malade, avec pressions plus ou moins accentuées et mouvements de va-et-vient.

La dernière variété comprend les *frictions proprement dites*, qui embrassent une double manœuvre : pendant qu'une main pratique des frictions en cercle avec les extrémités digitales, l'autre main exerce des frottements centripètes ; ces deux sortes de mouvements doivent être rythmées le plus exactement possible.

2o *Pressions*. — Elles comprennent tout un groupe de manipulations intéressantes à connaître ; elles s'exercent avec l'extrémité des doigts ou rien qu'avec la main, et ont pour but de serrer, de comprimer ou même de pétrir avec plus ou moins d'énergie, les régions sur lesquelles on se propose d'agir. La pression douce s'exécute sous forme de simples *agacements* ou même de *titillations*; suivant l'intensité de la pression ou la durée pendant laquelle on la met en œuvre, le taxis a été divisé en modéré, progressif et prolongé (Gosselin).

Le *pétrissage* consiste à saisir fortement une portion de muscle, par exemple, entre les mains ou les doigts d'une seule main, et à le rouler en même temps entre les doigts et les tissus sous-jacents. S'agit-il d'un groupe musculaire volumineux, on l'empoigne à deux mains, on le comprime dans tous les sens, « comme si on voulait exprimer une éponge qui s'imbiberait d'eau incessamment »; si on commence par appliquer la main à plat, avec plus ou moins de force, sur la région malade, avant de fermer les doigts pour exercer le pétrissage, on met en œuvre une variété de la manœuvre précédente qui constitue la *malaxation*.

Le *pincement* est une manipulation qu'il faut pratiquer avec soin et prudence, sans quoi l'on s'exposerait à déchirer les parties sous-jacentes.

Dans le *foulage*, les deux mains sont opposées et roulent un membre en descendant plusieurs fois du centre vers la périphérie, pour remonter ensuite vers le point de départ, en pratiquant la même manipulation (Estradère).

Le *sciage*, qu'on pratique avec le bord cubital de la main, est une pression plus ou moins forte avec mouvement de va-et-vient comme dans l'action de scier.

3° Les *percussions* sont de petits tapotements pratiqués avec le bord de la main (*hâchures*) ou avec la paume tout entière (*claquements*). Elles comprennent encore les *flagellations*, soit avec la main, soit avec la palette de petits battoirs de bois, des férules, ou

même des fouets, des martinets ou des lanières en
cuir.

Enfin, la plupart de ces manœuvres peuvent être
complétées par la mise en activité de certains mouvements appropriés aux diverses régions : flexion, extension, pronation, supination, rotation, circumduction,
traction, torsion, adduction, obduction.

MÉLANCOLIE.

Luys.

J'ai été amené à employer en injections hypodermiques, chez certains mélancoliques déprimés, une
série de préparations dans lesquelles le phosphate de
soude joue le rôle principal.

J'ai été très satisfait des résultats rapides et complets
obtenus par cette nouvelle méthode de traitement, qui
présente des avantages de premier ordre.

Les sujets ressentent une augmentation de forces
nerveuses ; ils ont conscience d'une calorification plus
vive et du relèvement des forces physiques et morales.
Ils se sentent plus alertes, plus forts, et éprouvent une
amélioration très rapide ; le sommeil et l'appétit reviennent à la suite.

Cette médication doit être proscrite, dans le cas où
il y a une excitation hallucinatoire, même légère, car
son action générale est de congestionner le cerveau.

MÉNINGITE.

Jaccoud.

Méningite aiguë cérébrale. — Prescrire les pulvérisations d'éther sur le front.

Descroizilles.

Méningite des enfants. — Prescrire un purgatif :

    Calomel. . . . .   5 centigr.
    Poudre de rhubarbe. . . . . . .   1 gr.

En huit paquets. — Prendre un paquet toutes les heures.

Bains tièdes, prolongés et répétés. Affusions froides sur la tête.

Hutinel.

Méningite à pneumocoques. — Le traitement ne peut être que palliatif et symptomatique.

Mettre de la glace sur la tête, des vésicatoires derrière les oreilles ; prescrire de petites doses de calomel.

S'il y a de la dépression des forces, donner de l'alcool, du quinquina, même de la caféine.

Si, au contraire, l'agitation prédomine, ordonner des bains frais.

Quand, chez un enfant atteint de pneumonie, on constate des phénomènes qui sont de nature à faire craindre une méningite, on ne doit pas se hâter de se prononcer et surtout on ne doit pas se presser de porter un pronostic fatal.

Comby.

Méningite des enfants. — Aérer la chambre ; maintenir le calme et le silence autour de l'enfant.

Dès le début, dans la forme cérébro-spinale, appliquer des sangsues à l'apophyse mastoïde et à l'anus (2 ou 3).

Lavement purgatif (glycérine, séné ou sulfate de soude).

Calmer l'agitation.
Prescrire :

N° 1. Sirop de chloral . . . .   1 à 4 cuillerées à café.
N° 2. Bromure de potassium . . .   1 à 2 grammes.

Gilbert.

Méningite tuberculeuse de l'adulte. — Le traitement ne présente rien de spécial ; dans les cas où le moindre doute pourra exister sur la nature de la maladie et sur son origine syphilitique possible, il faudra instituer immédiatement un traitement spécifique énergique : frictions mercurielles et iodure de potassium à hautes doses.

Cette pratique est d'autant plus recommandable que, dirigée contre la tuberculose elle-même, elle aurait donné des succès.

Il faudra s'abstenir absolument des saignées qui contribueraient à affaiblir encore le malade.

MÉNINGO-MYÉLITE ASCENDANTE.

Raymond.

On aura tout d'abord en vue de soutenir l'état général du malade, épuisé par une longue maladie. On lui donnera une nourriture substantielle, car l'appétit est généralement conservé et les digestions se font facilement.

Les toniques, tels que le fer, le vin de quinquina seront utilement employés ; on leur adjoindra l'huile de foie de morue comme reconstituant.

L'iodure de potassium, en raison de son action résolutive sur l'hyperplasie des éléments conjonctifs sera prescrit depuis 1 gramme jusqu'à 6 et 8 grammes.

Il sera utile aussi d'avoir recours aux révulsifs, et

en fera une application de pointes de feu le long de la colonne vertébrale, en ayant soin de la répéter à trois ou quatre jours d'intervalle.

L'électricité sera utile pendant toute la durée de la paralysie et surtout lorsque cette dernière suivra une marche rétrograde. Il est préférable d'employer les courants continus dans la première période de la paralysie pour éviter des secousses violentes qui pourraient être funestes aux malades, car la paralysie s'accentue davantage quand les muscles sont soumis à un exercice trop précoce, et de réserver les courants induits pour favoriser la régénération des muscles, quand la paralysie est en voie de guérison.

Quand le malade se sentira assez fort pour quitter le lit, on l'enverra en convalescence, soit à la campagne, soit au bord de la mer.

MICROCÉPHALIE ET IDIOTIE.

Lannelongue.

Pratiquer la craniectomie.

Deux procédés : *craniectomie linéaire* et *craniectomie à lambeau*; je pratique de plus en plus la *craniectomie à lambeau*.

I. CRANIECTOMIE LINÉAIRE. — Faire la craniectomie le long du sinus longitudinal supérieur; on peut la prolonger à travers la suture coronale, sur la zone motrice ou rolandique, vers le centre de Broca. Je l'ai pratiquée sur l'occipital, en arrière, entre le sinus latéral et la suture occipito-pariétale; j'ai fait aussi une craniectomie transversale et symétrique sur le frontal, en décollant le sinus longitudinal.

II. CRANIECTOMIE A LAMBEAU. — Sous ce nom, je comprends les pertes de substance du crâne, combinées

de manière à dessiner les lambeaux qui restent adhé-
rents, par une base osseuse, plus ou moins large.
Quelquefois, le lambeau ne comprend qu'un seul os,
le pariétal, le frontal; le plus souvent, il est à cheval
sur deux os, le frontal et le pariétal d'habitude. Les
lambeaux ont la forme d'un U, d'un V renversé, d'un
rectangle, d'un fer à cheval, d'un T.

La perte de substance est large de 8 à 11 millimètres;
la durée moyenne de l'opération est de 40 à 45 minutes.

Le crâne est attaqué à l'une des extrémités de la
plaie par une couronne de trépan, puis on se sert de
pinces coupantes de divers modèles. J'ai fait fabriquer
un instrument pour décoller la dure-mère. On peut laisser la dure-mère intacte au fond; mais s'il y a pachyméningite, il est bon de faire des mouchetures ou
même l'ouverture du foyer. On peut débrider la tente
cérébelleuse par la craniectomie occipitale.

Si on incise la dure-mère, il faut en faire la suture;
la chose n'est pas nécessaire pour les mouchetures.

Quant au périoste, faut-il le réséquer? Je ne le pense
pas; il m'est arrivé de le réséquer une fois par mé-
garde et deux fois de parti-pris ; je n'ai vu aucune
différence dans le résultat.

Dans deux autopsies faites sur des enfants morts du
croup, de un à deux mois après l'opération, j'ai pu
constater qu'il n'y avait pas de régénération osseuse
par la dure-mère.

Au point de vue des complications opératoires,
on peut dire que l'hémorragie est peu importante; on
découvre sans danger l'artère méningée ou ses bran-
ches. La grande épaisseur du crâne, l'hypérostose,
l'état éburné (assez fréquent) ne créent pas de diffi-
cultés.

Bourneville.

I. TRAITEMENT CHIRURGICAL. — Le traitement chirurgical de l'idiotie repose sur une hypothèse que ne confirme pas l'anatomie pathologique.

La synostose prématurée des sutures du crâne n'existe pas dans les différentes formes de l'idiotie. Ce n'est que tout à fait exceptionnellement que l'on rencontre une synostose partielle.

Les lésions auxquelles sont dues les idioties sont d'ordinaire profondes, étendues, variées et partant, peu susceptibles d'être modifiées par la craniectomie.

Le diagnostic de la synostose des sutures et de l'épaisseur du crâne échappe jusqu'ici à nos moyens d'investigation.

D'après la plupart des chirurgiens, les résultats obtenus par l'intervention opératoire même sont légers, douteux ou nuls. Des accidents graves (paralysie, convulsion, etc...) et la mort peuvent s'en suivre.

II. TRAITEMENT MÉDICO-PÉDAGOGIQUE. — Le traitement médico-pédagogique, reposant sur la méthode imaginée par Séguin et perfectionnée par l'introduction de procédés nouveaux, appliquée judicieusement et prolongée un temps convenable, permet d'obtenir presque toujours une amélioration sérieuse, et souvent même de mettre les enfants idiots et arriérés en état de vivre en société.

MIGRAINE.

Charcot.

Appliquer le *casque vibrant*. (Voy. p. 163.)

Germain Sée.

Quand la migraine se déclare dès le matin, on prend
2 grammes de salicylate de soude, à sept heures du
matin, et 2 grammes, à onze heures.

Si la douleur n'est point enrayée, on prend encore
2 grammes du même sel, vers quatre heures du soir.

Le salicylate de soude détermine habituellement
un prompt soulagement.

En cas d'échec de ce remède, on peut recourir au
lavement de chloral, ou à l'antipyrine.

On prescrit l'antipyrine dès le début de l'accès,
1 gramme au réveil et 1 gramme une heure après,
dans un demi-verre d'eau fraîche, avant ou en même
temps que le thé, le potage ou le café au lait du matin. La douleur diminue en 20 ou 30 minutes.

On ne donne rien dans l'intervalle des accès, et cependant, chez la plupart des malades, ils s'éloignent
graduellement.

Si les accès sont rapprochés, le malade continue à
prendre un gramme d'antipyrine par jour.

Prescrire le café et les injections de caféine.

Hayem.

S'adresser de préférence à l'antipyrine et à la phénacétine. Ces agents seront administrés dès le début
des accès.

S'en abstenir dans les cas où la migraine aura pour
point de départ un trouble dans les fonctions digestives.

Dujardin-Beaumetz.

Prescrire l'antipyrine, à la dose de 1 à 4 grammes
par jour, en cachets ou dans du grog.

L'antipyrine diminue l'activité de la moelle et du

cerveau, tandis que la morphine l'excite, surtout dans les migraines à forme congestive.

Après l'antipyrine vient l'exalgine, qui aurait le premier rang, sans son insolubilité, parce qu'elle est plus active et n'occasionne pas d'éruption. Une cuillerée à soupe (25 centigr.), matin et soir.

On peut aussi prescrire la potion suivante :

Étoxycaféine	25 centigr.
Salicylate de soude	25 —
Chlorhydrate de cocaïne	10 —
Hydrolat de tilleul	60 gr.
Sirop de capillaire	20 —

A donner en une seule fois, au début de la migraine.

Huchard.

I. TRAITEMENT INTERNE. — Prescrire :

Bromure de potassium	3 gr, 50 à 4 gr.

En une fois au début.

Y joindre, s'il est besoin :

N° 1. Sulfate de quinine	60 à 80 centigr.
N° 2. Aconitine cristallisée	25 centigr.

II. TRAITEMENT EXTERNE. — Applications externes : éther, eau fraîche, eau vinaigrée, eau sédative.

Morphine à 1/50, en injections.

Sinapismes sur la région épigastrique.

Aspirations de vapeurs irritantes : ammoniaque.

Aimants.

MIGRAINE OPHTALMIQUE.

Charcot.

Quand la maladie est simple, ce n'est pas la peine d'y penser : le remède est pire que le mal.

Mais voilà un accès d'aphasie qui survient, un engourdissement de la main qui se manifeste; il ne faut pas alors hésiter à traiter énergiquement le malade;

on peut empêcher la permanence du mal, et la production de cette phase organique qui peut suivre la phase dynamique. On traite le malade absolument comme un épileptique, en lui administrant du bromure de potassium, aux doses de 3, 4, 5 et 6 grammes par jour.

Bromure de potassium . . . . 32 gr.
Eau distillée. . . . . 500 —

Prendre : 2 ou 3 cuillerées à bouche, tous les jours de la 1re semaine ; 3 ou 4 cuillerées à bouche, tous les jours de la 2e semaine ; 4 ou 5 cuillerées à bouche, tous les jours de la 3e semaine ; 5 ou 6 cuillerées à bouche, tous les jours de la 4e semaine.

Après un mois de traitement, revenir graduellement au point de départ, pour continuer encore deux mois, à la dose de 2 ou 3 cuillerées par jour.

Il faut poursuivre cette méthode pendant six mois, un an ; et on arrivera certainement à faire disparaître tous ces accidents qui ne sont pas fondés sur une lésion organique ; on empêchera les sujets d'arriver à cette période redoutable, dans laquelle il ne s'agit plus seulement d'affections purement dynamiques, mais où naissent les affections organiques.

Cette médication est utile dans la migraine ophtalmique, mais non dans la migraine ordinaire, où elle ne donne aucun résultat. Dans la forme périodique, on empêche des accès avec aphasie, engourdissement, etc., et on rompt la périodicité de ces accès.

Il en serait probablement de même dans la *migraine ophtalmoplégique.*

Lorsqu'il existe des lésions tendant à la permanence, donner l'iodure de potassium et le mercure ; en dehors même de la syphilis, qu'il est permis de soupçonner, ils pourront agir sur les lésions phlegmasiques qui existent probablement.

MORPHINOMANIE.

Ball.

Placer le malade dans une maison de santé, où la surveillance du médecin s'exerce à chaque instant.

Supprimer plus ou moins complètement l'usage de la morphine.

Relever l'action du cœur par une injection de spartéine, à laquelle on joint une injection de morphine, si les accidents deviennent menaçants. En effet le collapsus peut se terminer par la mort et l'emploi de la morphine le fait disparaître.

Au moment même où apparaît la défaillance du cœur, faire une injection de sulfate de spartéine, représentant de $0^{gr},02$ à $0^{gr},04$, et pouvant se répéter ; au bout de quelques minutes, le pouls se relève.

Nous ne saurions trop recommander aux praticiens les formules suivantes, qui ont pour but d'éviter la multiplication des injections :

> N° 1. Chlorhydrate de morphine . . . . . .   2 gr.
> Sulfate de spartéine. . . . .   1 —
> Eau distillée. . . . . ,   100 —

On pratique d'abord 5 injections de cette solution par jour; on arrive successivement à 4, puis à 3 injections. On passe ensuite à la solution n° 2 :

> N° 2. Chlorhydrate de morphine. . . . . .   1 gr.
> Sulfate de spartéine . . . .   2 —
> Eau distillée. . . . .   100 —

On descend progressivement de 5 injections à 1 injection par jour.

On passe ensuite à la solution n° 3 :

N° 3. Sulfate de spartéine. . . . .   3 gr.
     Eau distillée. . . . .   100 —

On descend progressivement de 5 injections à 1 injection par jour.

Administrer le sulfate de spartéine, sous forme de
petites capsules (Houdé) titrées à 2 centigrammes, à
la dose de 4 à 8 par jour. Ce mode d'administration
succéderait à celui des injections et permettrait de
continuer l'action tonique sur le cœur jusqu'à la disparition complète des « angoisses » qu'il faut éviter.

Une fois ce résultat obtenu, fortifier la constitution
et garantir le malade contre sa passion funeste, par
une surveillance rigoureuse et prolongée.

Magnan.

Le meilleur mode de traitement est la suppression
complète de la morphine.

Dujardin-Beaumetz.

Prescrire le chloral et les bromures alcalins contre
l'agitation et l'insomnie qui accompagnent, chez beaucoup de morphinomanes, le sevrage morphinique.

Constantin Paul.

I. TRAITEMENT PROPHYLACTIQUE. — Ne jamais laisser les malades se piquer eux-mêmes.

II. TRAITEMENT CURATIF. — Suppression brusque
de la morphine.

Interner le malade, ou lui conseiller un long voyage
sur mer, en ayant soin de veiller à ce qu'il n'emporte
pas de poison.

Le sulfonal procure le sommeil aux malades.

MOUCHES VOLANTES.

Valude.

Faire des instillations quotidiennes de quelques gouttes d'une solution d'iodure de potassium à 0,5 0/0.

MYÉLITE.

Charcot.

Myélite chronique. — Pratiquer des cautérisations au fer rouge, même dans la période d'état, ou quand la myélite progresse lentement, notamment dans le mal de Pott : se servir d'un cautère à boule avec pointe volumineuse, de manière à avoir des escarres de la dimension d'une pièce de 20 centimes ; pénétrer assez profondément dans le derme et appliquer 6 à 8 pointes, tous les 4 ou 5 jours.

Donner le nitrate d'argent, à raison de 2 centigrammes par jour.

Germain Sée.

Prescrire l'acide salicylique et les salicylates.

Debove.

Elongation des nerfs.

Eaux minérales chlorurées, sulfurées, sodiques : La Malou, Uriage, Balaruc.

Dieulafoy.

Myélite diffuse chronique. — Révulsifs, cautères, cautérisations (fer rouge) et électrisation.

L'iodure de potassium à hautes doses et les préparations mercurielles doivent toujours être tentés dans le cas où la syphilis est soupçonnée.

Dujardin-Beaumetz.

Myélite aiguë. — I. TRAITEMENT EXTERNE. — Dès le début, s'adresser aux antiphlogistiques, dont on mesure l'énergie à la résistance et à la constitution du sujet.

Les saignées générales, les émissions sanguines locales, et surtout les ventouses scarifiées le long de la colonne vertébrale, auront ici la préférence; tous les médecins sont unanimes à conseiller ce moyen thérapeutique.

Pointes de feu, frictions irritantes, pommade de Gondret, pommade stibiée, moxa, cautères, vésicatoires, applications réfrigérantes, sacs de glace, sacs d'eau chaude.

Courants continus, ascendants et descendants, courants intermittents, électropuncture.

Hydrothérapie : Douches chaudes.

Médication thermale.

II. TRAITEMENT PHARMACEUTIQUE. — Iodure de potassium, bromure de potassium, nitrate d'argent, phosphore, phosphure de zinc.

Médication calmante. — Opium et ses dérivés, acétanilide (antifébrine) 0gr 50 à 1 gramme, antipyrine, phénacétine, exalgine.

Médication spéciale. — Traitement de la cause, forme aiguë, forme chronique, myelite systématisée.

Myélite syphilitique. — Administrer : Iodure de potassium, nitrate d'argent, phosphure de zinc.

Contre les *douleurs* : opium, bromure de potassium, antipyrine.

Myélite chronique diffuse. — On peut employer des injections sous-cutanées d'ichthyol comme analgésique :

Ichthyol . . . .   30 centigr.
Eau distillée . . . .   10 gr.
F. S. A. — Usage externe.

On injecte, tous les deux jours, la valeur d'une seringue Pravaz de cette solution, sous la peau de la
région qui est le siège de la douleur.

MYOPATHIES D'ORIGINE SPINALE.

Raymond.

Le sens du courant est indifférent; le faire passer
d'abord dans un sens, puis dans l'autre. Quand l'a-
trophie est limitée, s'adresser aux régions de la moelle
qui sont atteintes. Appliquer le pôle positif ou anode
(courant constant) sur la partie du rachis répondant à
la région malade, et le pôle négatif (katode) sur le sternum. Puis, pendant une ou deux minutes, intervertir
l'ordre des pôles. Préférer les électrodes larges, qui
diminuent l'intensité du courant et, par conséquent atténuent les effets locaux. Appliquer le courant faradique aux muscles atrophiés; la durée moyenne 'de
la séance sera de dix minutes. On en fera deux, trois
ou plus, par semaine. Il en sera de même pour les
courants galvaniques, dont les séances durent de
deux à quatre minutes.

Quand la maladie spinale évolue très lentement,
telle l'*atrophie musculaire progressive*, prolonger un
peu la durée de chaque séance.

La durée du traitement est, en général, très longue.

Déjerine.

Myopathie atrophique progressive. — Le traitement n'a que peu d'influence. L'électrisation systématique des muscles malades pourra peut-être rendre quelques services, mais la guérison ne peut en être le résultat. Si, dans quelques cas, l'atrophie a paru se ralentir, elle n'a pu cependant être enrayée d'une façon définitive.

Ajouter les douches et le massage.

Si ces différents traitements sont insuffisants, ne pas abandonner le malade : il faut au contraire s'occuper de son état général, lui prescrire un traitement reconstituant, puisque, si le malade ne succombe pas par la force de l'atrophie musculaire, il est fréquemment sous le coup des atteintes de la tuberculose, étant en état de misère physiologique.

MYXŒDÈME.

Charcot.

I. Hygiène. — Conseiller un climat doux, tempéré.

Régime lacté, suivi avec persévérance.

II. Traitement médical. — Toniques: sirop d'iodure de fer, huile de foie de morue.

Prescrire :

Teinture d'iode............... V gouttes.

dans un peu d'eau (deux ou trois fois par jour).

Bains sulfureux. Massage.

NERVOSISME.

Jules Simon.

Nervosisme des petites filles. — Prescrire :

Teinture de colombo . . . .   10 gr.
   —   de belladone . . . .⎫
Élixir parégorique. . . . .⎭ àà 4 —

M. — V à X gouttes aux repas.

Huchard.

Tartrate ferrico-potassique. . . . . .   10 gr.
Extrait de valériane. . . . .   8 —
Poudre de castoreum. . . . .   2 —
Essence de menthe . . . .⎫
   —   d'anis. . . . .⎭ àà X gouttes.

M. pour 100 pilules.—Deux à chaque repas.

NEURASTHÉNIE.

Charcot.

I. TRAITEMENT PSYCHIQUE. — Il peut jouer, s'il est
bien dirigé, un rôle important dans la cure de la neurasthénie. Celle-ci étant une psycho-névrose, dont la
cause déterminante est d'ordre moral, il parait tout
indiqué de chercher à supprimer cette cause; et,
la première chose que le médecin aura à faire, sera
de chercher à capter la confiance de son malade dès
ses premières visites et de lui faire entrevoir de suite
que son mal est curable; ne jamais oublier l'expression

du poëte anglais : « The best inspire of hope is the best physician » (Coleridge).

Dans la neurasthénie, peut-être plus que dans toute autre maladie, à cause de la ténacité de la névrose et de la lenteur de la guérison, la confiance du malade dans son médecin et la confiance du médecin lui-même dans la guérison de son malade sont les premières et les plus importantes conditions à remplir.

Le médecin devra d'abord relever le courage abattu de son malade, ne pas traiter sa maladie d'imaginaire, et, par persuasion morale, l'entretenir dans cet état permanent d'esprit qui lui fait espérer une guérison plus ou moins prochaine.

Si le malade pense être atteint de troubles fonctionnels gastriques, par exemple, éloigner de lui l'idée de la dilatation de l'estomac qui pourrait être entretenue chez lui par la permanence et l'aggravation des mauvaises digestions ; car, par analogie avec certaines paralysies psychiques, l'idée longtemps entretenue que l'on pourrait avoir une dilatation d'estomac, serait peut-être encore susceptible d'augmenter par une auto-suggestion continuelle, l'asthénie gastrique.

Un second point sur lequel le médecin devra concentrer tous ses efforts, sera de substituer, chez son malade, à l'état mental causal ayant déterminé les accidents primitifs d'hypocondrie et autres, un état mental différent : conseiller les distractions, le travail intellectuel à petite dose quel qu'il soit ; celui-ci peut, en effet, en chassant l'obsession morale primitive, être un adjuvant, souvent plus énergique qu'on ne le pense généralement, dans le traitement psychique de la neurasthénie.

II MASSAGE. HYDROTHÉRAPIE. ÉLECTRO-THÉRAPIE. — Le massage, ce modificateur hygiénique si puissant, l'hydrothérapie bien pratiquée (douches froides très courtes en jet brisé sur le corps), l'électro-thérapie, principalement l'électricité statique, donnent de très bons résultats.

Mais chez les sujets très excitables, ces pratiques dépassent quelquefois le but et ne sont pas toujours bien tolérées. Certains neurasthéniques ne peuvent supporter ni la douche, ni l'électricité sans voir s'accroître leurs malaises.

C'est alors que la méthode médicamenteuse sédative est tout à fait indiquée.

III. Traitement médical. — N° I. — Tous les matins : douche froide en jet brisé sur le tronc, à plein jet sur les jambes en terminant. Ne pas doucher la tête. Durée de la douche : dix secondes.

Avant chaque repas, prendre un verre à bordeaux de macération de quassia.

Préparations ferrugineuses.

Le soir, en se couchant, prendre, pendant deux mois, 2 cuillerées à bouche de :

Bromure de potassium.........		50 gr.
— de sodium.........	} àà 20 —
— d'ammonium.........	
Eau		1000 —

Le bromure de potassium, toujours employé à dose assez forte (4 grammes par jour), ramène le sommeil, fait disparaître l'excitation cérébrale inhérente à la névrose ainsi que l'émotivité spéciale aux neurasthéniques, si bien, comme ils le disent eux-mêmes, que leurs pensées sont moins douloureuses; ils vivent d'une façon plus végétative, en un mot. Et, comme pendant ce temps, les malades peuvent, sans trop souffrir, suivre un régime tonique et reconstituant, dont l'action excitante est pour ainsi dire annulée, il arrive, qu'au bout d'un certain temps (généralement deux ou trois mois), on peut supprimer l'emploi du bromure et laisser agir seule, pour achever la cure, la médication purement reconstituante.

L'antipyrine, combinée avec le bromure, fait disparaître la céphalalgie spéciale aux neurasthéniques, ainsi que les douleurs névralgiques ou rhumatoïdes généralisées dont ils souffrent si souvent. — Cette dernière méthode médicamenteuse, bien dirigée, peut être, dès le début du traitement, un adjuvant de la médication psychique, car, faisant disparaître assez rapidement l'élément douleur, le médecin conquiert immédiatement la confiance de son malade et peut alors beaucoup plus facilement lui imposer sa volonté pendant toute la durée du traitement.

N° II. — Tous les matins, douche froide en jet, courte : ne pas doucher la tête.

Avant chaque repas, prendre dans un verre à liqueur :

Liqueur de Baumé............. II gouttes.
Teinture de Mars tartarisée... VI   —

Après chaque repas, prendre trois des pilules suivantes :

Bromhydrate de quinine........   5 centigr.
Extrait de valériane ....   Q. S.

Pour une pilule.

Le soir, en se couchant, prendre, à une heure d'intervalle, 2 cachets de :

Sulfonal .... 50 centigr.

IV. Traitement par le casque vibrant. — Le *casque vibrant* est un casque du modèle du heaume des vieux temps et fort analogue, pour sa structure, au conformateur des chapeliers. Il est en effet formé de lames d'aciers, qui, à l'aide d'un artifice simple, permettent d'emboiter la tête d'une façon parfaite. Sur ce casque, en guise de cimier, est un

petit moteur à courants alternatifs de construction
particulière, faisant environ 600 tours à la minute,
tous très réguliers. Il va sans dire que le moteur électrique est isolé et que le courant ne passe pas dans le
casque.

Tout l'appareil est facile à manœuvrer, très porta-
tif, et ses rouages peuvent marcher, pour ainsi dire,
sans interruption, sans crainte de dérangements.

A chaque tour, une vibration uniforme se propage
aux lamelles métalliques et se transmet au crâne
qu'elles enserrent. Les parois crâniennes vibrent ainsi
dans leur ensemble, et ces vibrations, naturellement,
se transmettent à tout l'appareil cérébral. La sensation n'est pas désagréable ; on peut du reste varier,
suivant la tolérance du sujet, le nombre et l'intensité
des vibrations. La machine produit un ronron, un
bourdonnement doux, qu'il n'est peut-être pas indifférent de noter au point de vue de la pathogénie des
résultats obtenus. On peut à volonté augmenter ou diminuer le nombre et l'amplitude des vibrations par
un procédé de réglage fort simple.

Au bout de quelques minutes, on éprouve une sorte
de lassitude générale, de tendance au sommeil, qui
amène chez les détraqués nerveux, chez les malades
affligés d'insomnie, une détente des plus salutaires.

Une séance de dix minutes, faite vers six heures du
soir, procure un sommeil calme dans la nuit correspondante.

Huit à dix séances triomphent de l'insomnie, quand
celle-ci n'est pas liée à une affection organique de
l'encéphale.

Au moment où le casque est placé sur la tête, on
le sent peser assez lourdement ; les lames-ressorts
compriment assez fortement le cuir chevelu, mais dès
que les vibrations transmises par le trembleur se font
sentir, le casque cesse de peser ; il semble que les la-

melles s'écartent et toute pression disparaît. Le casque lui-même est comme détaché de la tête et soulevé ; on a la tentation d'y porter les mains pour l'empêcher de tomber.

En même temps, les vibrations sont transmises au crâne, et si fortement que les doigts appliqués sur les apophyses mastoïdes les perçoivent nettement.

Elles provoquent, d'abord au niveau des lames, puis dans leur intervalle, un frémissement qui n'a rien de désagréable. Au bout d'une minute environ, ce frémissement s'étend progressivement, il envahit la partie supérieure de la face, les pommettes et peu à peu la région de la mâchoire inférieure et même le cou jusqu'à la fourchette sternale. A la partie postérieure de la tête, les vibrations gagnent la nuque et peuvent descendre jusqu'à la région inter-scapulaire. En résumé, les vibrations dues au casque peuvent s'étendre à toute la tête, au cou, et même gagner la partie supérieure du thorax. Ajoutons qu'en général, au bout de cinq à six minutes, il y a une tendance marquée au sommeil, mais le sommeil ne se produit pas.

Si alors on suspend les mouvements du trembleur, les vibrations perçues cessent tout à coup, sans laisser aucune sensation. Après qu'on a enlevé le casque, on éprouve une grande légèreté de la tête.

Chez quelques sujets, il se produit au début des vibrations une légère sensation de vertige. Ce vertige très léger est essentiellement passager.

Un autre phénomène, dont il importe de tenir compte, c'est la perception d'un bruit continu, dû au trembleur et qui peut-être joue un rôle dans l'action curatrice exercée par le casque.

Enfin, pendant tout le temps que le casque vibre, le sujet en expérience n'éprouve aucun trouble psychique et il peut s'entretenir librement avec les personnes qui l'entourent.

Le casque vibrant a été appliqué chez un assez grand nombre de malades neurasthéniques ; la plupart en ont éprouvé de très bons résultats.

Dans la neurasthénie, non seulement l'insomnie, mais encore tous les autres phénomènes de dépression, peuvent disparaître sous l'influence des vibrations.

Dans la neurasthénie, les vibrations du casque agissent en faisant disparaître tout d'abord les symptômes céphaliques, en particulier les vertiges. Cette marche de l'amélioration semble bien montrer que les vibrations agissent particulièrement sur l'encéphale.

La *vibration*, ainsi pratiquée, doit être considérée comme un puissant sédatif du système nerveux et la *médication vibratoire* a droit de prendre rang parmi les médications ayant fait leurs preuves.

V. HYGIÈNE. — Il ne faut pas non plus négliger l'hygiène.

Le grand air, la bonne alimentation, voir même la suralimentation, viendront compléter l'action à la fois tonique et sédative des méthodes précédentes.

Neurasthénie traumatique. — Comme dans tout état de déséquilibration du système nerveux, il est indiqué d'agir vite, si l'on veut avoir quelques chances de guérison. Il semblerait que les cellules nerveuses déséquilibrées, luxées si l'on veut, par une sorte de trauma psychique paraissent reprendre d'autant plus rapidement et plus sûrement leur orientation première que le choc est encore plus récent.

Bouchard.

Neurasthénie gastrique. — Insister surtout sur l'antisepsie gastro-intestinale et proposer un régime qui a pour but de satisfaire à une triple indication ; il faut

obtenir que la distension gastrique soit *faible, rare*
et *courte.*

Pour répondre à la première indication, donner une
alimentation suffisante, sous le plus petit volume
possible. Modérer l'usage de l'eau et parce qu'elle tient
de la place et parce qu'elle dilue le suc gastrique.

La deuxième indication exigera que les repas soient
rares.

La troisième est remplie par l'usage d'aliments so-
lides, faciles à digérer et très finement divisés pour que
la surface de la digestion soit plus étendue. Exclure
les aliments facilement transformables en acide acétique ; en conséquence, réduire l'alcool au minimum et
supprimer le pain ou ne le tolérer que transformé en
croûte grillée.

Dujardin-Beaumetz.

Neurasthénie gastrique. — I. Traitement médical, —*a). Antiseptiques pharmaceutiques.* — Dans les
cas moyens :

> Salicylate de bismuth. . . . .)
> Magnésie anglaise. . . . . } āā 10 gr.
> Bicarbonate de soude. . . . .)

En 30 cachets. — Prendre un cachet à chaque repas.
Dans les cas les plus avancés :

> Salicylate de bismuth . . . .   10 gr.
> Naphtol α . . . .   10 —
> Magnésie anglaise.. . . . .   10 —
> Bicarbonate de soude . . . .   10 —

En 40 cachets. — Un cachet à chaque repas.

b). Laxatifs. — Prendre, le soir, en se couchant, dans
un demi-verre d'eau, une cuillerée à dessert de la
poudre suivante :

Follicules de séné, passés à l'alcool,
  en poudre. . . . . } àà 6 gr.
Soufre sublimé. . . . .)
Fenouil en poudre. . . . . } àà 3 —
Anis étoilé en poudre. . . . .)
Crème de tartre pulvérisée. . . . . . .   2 —
Réglisse en poudre . . . .   8 —
Sucre en poudre. . . . .   25 —

c). *Lavages stomacal et intestinal.* — Faire ces lavages avec de l'eau boriquée à 10 p. 1000, ou avec du naphtol à 1 p. 1000. Pour le lavage intestinal, le siphon est préférable à l'irrigateur.

II. RÉGIME. — Réduire à son minimum la quantité de liquide de l'alimentation.

Pour boisson, ne prendre qu'un verre et demi (300 grammes) d'un mélange de vin blanc léger avec de l'eau ordinaire ; pas de boissons gazeuses, pas de vin pur, pas de liqueurs.

N'introduire des aliments dans l'estomac que lorsque ce dernier s'est débarrassé du bol alimentaire.

Suivre avec rigueur l'hygiène alimentaire suivante : Mettre, s'il est possible, sept heures entre les repas. Si le malade fait trois repas par jour, le premier aura lieu le matin à sept heures et demie, le deuxième à onze heures et demie ; le troisième à six heures du soir. S'il n'en fait que deux, le premier aura lieu entre dix et onze heures et le deuxième à sept heures. Ne jamais manger ni boire entre les repas.

Réduire à son minimum la quantité de ptomaïnes introduites par l'alimentation ; faire prédominer les œufs, les féculents, les légumes verts et les fruits.

a). Les œufs seront très peu cuits (crème).

b). Les féculents seront en purée (purées de pommes de terre, de haricots, de lentilles, panades, riz, pâtes alimentaires, nouilles, macaroni.

c) Les légumes verts seront très cuits (purées de carottes, de petits pois, salades cuites, épinards).

d) Les fruits seront en compotes, sauf les fraises et le raisin.

Si le régime carnivore est nécessaire, recommander les viandes très cuites (viandes braisées, bœuf à la mode, poulet au riz, volailles en daube).

Défendre le gibier, les poissons, les mollusques, les crustacés et les fromages faits, ainsi que les aliments trop liquides, et en particulier les soupes liquides. Prendre des soupes épaisses, sous forme de bouillies au gruau de blé, de riz, de maïs, d'orge et d'avoine.

Comme pain, prendre le pain grillé.

Promenades en plein air, exercices musculaires (gymnastique de l'opposant, escrime, etc.).

III. TRAITEMENT HYDROTHÉRAPIQUE. — Pour diminuer l'excitabilité du système nerveux, employer tous les procédés hydrothérapiques et en particulier les douches froides, prises tous les jours en jet le long de la colonne vertébrale, et très courtes. Leur durée ne dépassera pas quinze secondes.

S'il s'agit d'une dame, doucher les pieds avec de l'eau chaude.

Après la douche, frictions sèches énergiques, avec un gant de crin.

Il faut être très prudent à l'égard de l'usage des eaux minérales; cependant, chez les dilatés qui ont de la congestion du foie (ce qui est très fréquent), et dont les garde-robes sont très acides, les eaux de Vichy sont favorables; mais, le plus ordinairement, l'hydrothérapie bien appliquée peut suffire.

IV. MASSAGE. — Le massage doit comprendre deux parties : le massage des muscles de l'abdomen et le massage de l'estomac. Pour le premier, faire d'abord un effleurage des muscles obliques, suivi de quelques malaxations lentes et superficielles et de

10

quelques hachures; ensuite procéder au massage de l'estomac. Pour cela, après avoir délimité l'estomac, produire avec la paume d'une main ou des deux mains, des pressions d'abord légères, puis de plus en plus fortes, qui vont de la grosse tubérosité de l'estomac vers le pylore; puis s'efforcer de saisir l'estomac et de le malaxer, en poussant toujours la masse alimentaire dans le pylore; enfin, terminer la séance, qui ne doit pas durer plus d'une demi-heure, par un massage de l'intestin et surtout du côlon.

V. Électricité. — Nous croyons moins à l'efficacité du traitement par l'électricité, cette méthode agit très peu contre la dilatation et pas du tout contre les troubles qui en sont la conséquence.

Jules Simon.

Neurasthénie des enfants. — Faire des onctions avec :

N° 1. Teinture de noix vomique	5	gr.
Huile camphrée........	15	—
N° 2. Strychnine..........	50	centigr.
Axonge.............	30	gr.

Prescrire :

Strychnine...............	1	milligr.
Eau distillée	20	gr.

Au début, donner II gouttes; aller jusqu'à XX gouttes.

Luys.

Injections sous-cutanées contre la neurasthénie :

Phosphate de soude neutre......	2	gr.
Eau distillée................	100	—

Injecter un gramme par la méthode sous-cutanée (Brown-Séquard).

Le phosphate de soude neutre est supérieur aux liquides organiques. Une seule injection suffit pour réveiller immédiatement la vitalité ; les forces musculaires reviennent immédiatement, l'appétit renait, l'esprit s'éveille. Ces bons effets persistent plusieurs jours et il faut renouveler l'injection plus ou moins souvent, selon la dépense de l'individu.

Constantin Paul.

La neurasthénie est un épuisement nerveux.

Elle peut être physiologique à la fin de la vie, lorsque la mort survient dans un grand âge sans maladie ; c'est la fin naturelle, malheureusement trop rare.

La neurasthénie morbide est produite par un épuisement des forces nerveuses, ne permettant plus au système nerveux de se recharger de forces nouvelles suffisantes pour les dépenses journalières de la vie.

La *transfusion nerveuse* provoque la production de nouvelles forces nerveuses.

Nous avons traité un certain nombre de malades par des injections de substance nerveuse dans le tissu cellulaire sous-cutané. Nous faisons une solution glycéro-aqueuse au 1/10 de substance grise de cerveau de mouton et nous la stérilisons par l'acide carbonique sous pression dans l'appareil d'Arsonval.

Injectée dans le tissu cellulaire sous-cutané, à la dose de 5 centimètres cubes, cette solution est parfaitement tolérée et ne provoque aucune réaction, ni locale, ni générale. Ce n'est qu'exceptionnellement qu'il se produit un peu d'engorgement lymphatique, qui disparait en général en trois ou quatre jours, sept au plus.

Les régions qui paraissent les plus favorables aux injections sont les régions où le tissu cellulaire est le plus lâche, c'est-à-dire les flancs et la région lombaire.

Sur plus de deux cents injections aseptiques pratiquées sur douze sujets, il n'y a eu ni abcès ni pustule acnéique.

Le premier bénéfice de cette transfusion est de donner un peu de sommeil, condition nécessaire pour la transformation des forces alimentaires en forces physiologiques.

Le malade sent une légère chaleur pendant quatre à cinq minutes, rarement plus, et c'est tout.

Les malades ressentent une sensation de force et de bien-être, qui leur donne la conscience qu'ils ont à leur disposition une somme de forces qu'ils n'avaient pas auparavant.

L'amyosthénie et l'impotence musculaire diminuent rapidement; la preuve, c'est que les malades peuvent bientôt marcher beaucoup plus longtemps sans se fatiguer.

Les douleurs vertébrales et l'hyperesthésie spinale disparaissent au bout de quelques injections. Mais, dans l'ataxie, on voit les douleurs fulgurantes disparaître; il en est de même de la céphalée neurasthénique et de l'insomnie.

L'impotence fonctionnelle du cerveau disparaît à mesure.

Les forces reviennent le plus souvent dans le même ordre. D'abord l'émotivité diminue, ensuite les sens se réveillent, enfin l'intelligence se développe.

Les malades prennent de l'appétit, leur nutrition s'améliore, et s'ils sont préalablement dyspeptiques, comme les chlorotiques, la nutrition se fait mieux.

Une chose à remarquer, c'est l'heureuse influence de la transfusion nerveuse sur la force du cœur. Enfin quand l'organisme a repris son équilibre, la virilité reparaît comme complément de la guérison.

Alors la thérapeutique ordinaire redevient active' quand elle n'agissait pas auparavant.

On a, dans l'injection sous-cutanée de substance grise cérébrale, un véritable tonique névrosthénique, comme disait Trousseau.

Le neurasthénique est un malade dont le système nerveux constitue un accumulateur impossible à charger.

Pendant tout le temps que dure la neurasthénie, le malade a beau manger, il ne peut transformer ses aliments en forces dont il aura la libre disposition. Au moindre mouvement, les forces intellectuelles et autres sont épuisées.

L'injection nerveuse permet cette utilisation des ali·ments et leur assimilation sous cette forme. Le système nerveux devient un condensateur qui peut se charger, et le malade acquiert une somme de forces dont il peut disposer à son gré.

Mais c'est bien la force nerveuse qui se développe la première et permet la marche et le travail intellec·tuel. Les tissus augmentent de poids, mais le sang ne s'enrichit que plus tard.

L'injection sous-cutanée de substance nerveuse améliore et guérit même les neurasthéniques beaucoup plus rapidement que ne le font les moyens em·pruntés à la matière médicale : fer, arsenic, phosphates, opium, alcool, etc. Son action est plus rapide et plus sûre que celle de l'hygiène seule, de la suggestion, de l'ovariotomie et même de l'électricité.

Neurasthénie cardiaque. — Elle est le résultat du surmenage mondain, de la vie active, de la fatigue cérébrale ; elle se traduit par des palpitations violentes, survenant à la suite d'émotions légères et nécessite une thérapeutique spéciale.

I. TRAITEMENT. — L'hydrothérapie est le remède souverain, mais encore faut-il l'appliquer suivant certaines règles : les bains de rivière, non plus que l'hydrothérapie froide ou les bains de vapeur, ne sont pas tolérés ; ce sont les bains frais à 28 ou 30°, d'une durée d'une à cinq minutes et suivis d'une friction vigoureuse et d'une promenade, qui donneront les meilleurs résultats.

La gymnastique ne doit être recommandée que si elle est pratiquée sans effort ; le massage est préférable.

L'électricité ne doit être employée qu'avec réserve : les courants continus amènent la disparition des points douloureux, lorsqu'on a soin de placer le pôle positif à leur niveau.

II. Hygiène. — Le régime alimentaire demande une certaine surveillance ; les malades doivent manger lentement, peu à la fois, et multiplier les repas ; les farineux et les féculents seront pris en petite quantité ; les viandes blanches seront prescrites durant un temps assez long.

L'alcool et le tabac seront défendus, et la sieste après le repas ne sera pas permise.

Les bords de la mer ne conviennent pas aux malades atteints de neurasthénie cardiaque, pas plus que les altitudes élevées, dans les montagnes ; il faut leur conseiller le séjour dans des vallées ombragées, à l'abri des vents.

Huchard.

Neurasthénie grippale. — S'il y a dépression physique, intellectuelle et morale, combattre de bonne heure cet état asthénique, non pas en prescrivant les arsénicaux et les ferrugineux, qui n'agissent que lentement, mais en imposant au système nerveux cérébro-spinal une médication tonique :

1° Les préparations de strychnine, sous forme de

sulfate, de 2 à 3 milligrammes par jour; ou d'arséniate, de 3 à 4 granules d'un demi-milligramme.

Dans les cas graves, injections sous-cutanées de sulfate de strychnine, d'après cette formule :

Eau distillée . . . .   10 gr.
Sulfate de strychnine . . . .   1 centigr.

Faire 2 à 4 injections par jour.

2° Les préparations de caféine, employées à l'intérieur d'après cette formule :

Benzoate de soude . . . .   } àà 2 gr.
Caféine. . . . . }

Pour huit cachets. — Quatre cachets par jour.

Il est préférable de recourir aux injections sous-cutanées de caféine, d'après la formule suivante :

Caféine . . . .   4 gr.
Salicylate de soude . . . .   3 —
Eau distillée. . . . .   6 —

Chaque seringue de Pravaz contient 40 centigrammes de caféine. Injecter six à huit seringues par jour; dans les cas graves, ajouter les injections d'éther.

3° Les préparations au phosphore : les phosphates, de 4 à 6 grammes par jour et le phosphure de zinc, de 2 à 3 granules de 1 milligramme par jour.

Algies centrales des neurasthéniques. — Le mot *algie* veut dire douleur. Les algies peuvent exister sans lésion des organes et être purement imaginaires, chez les neurasthéniques.

Ces algies neurasthéniques se caractérisent par des douleurs vives à exacerbations, à siège très variable, ne suivant pas le trajet des nerfs, n'augmentant pas par la pression et rebelles à toutes les médications.

Si l'hypocondrie est la maladie des idées fixes, la neurasthénie locale est la maladie des sensations fixes.

Ces algies peuvent simuler une maladie d'organe. On les a observées dans la région de l'ovaire.

Dans quelques cas, les neurasthéniques, étant de grands hyperchlorhydriques, éprouvent de violentes douleurs à l'estomac et à l'abdomen.

Le traitement doit être médical ; sans doute la thérapeutique est souvent impuissante ; mais, outre qu'elle ne fait courir aucun risque aux malades, on sait que nombre de mutilations chirurgicales n'ont pas empêché le retour de ces douleurs.

Comme traitement, il faut chercher : 1° à fortifier, à tonifier les malades, à améliorer leur état général ; 2° à calmer les malades.

Pour remplir la première indication, se servir d'injections sous-cutanées avec 5 ou 10 grammes de sérum artificiel, d'après la formule suivante (formule modifiée de J. Chéron, qui a déjà utilisé ces injections chez les neurasthéniques) :

Eau stérilisée	100 gr.
Phosphate de soude pur	10 —
Chlorure de sodium pur	5 —
Sulfate de soude pur	2 — 50
Acide phénique neigeux.	50 centigr.

Ces injections, qu'il faut faire profondément, sont peu douloureuses. Il faut les pratiquer tous les jours ou tous les deux jours.

Pour calmer, employer l'électricité et pulvériser du chlorure de méthyle sur le trajet de la colonne vertébrale.

Malheureusement ces divers moyens ne sont pas toujours suffisants pour triompher de cet état.

Chéron.

Sérum artificiel.

Prescrire :

Sulfate de soude chimiquement pur.	10 gr.
Phosphate de soude pur	5 —
Chlorure de sodium pur	2 —
Acide phénique neigeux..........	1 —
Eau distillée bouillie............	100 —

Legendre.

Pilules névrosthéniques et antispasmodiques.

Arséniate de strychnine......	1	milligr.
Extrait de belladone.........	1	centigr.
Valérianate de quinine......	5	—
Valérianate de zinc.........	10	—
Extrait de gentiane.........	Q.	S.

Pour une pilule. — 3 à 5 par jour, en trois fois.

Paul Blocq.

Topoalgie. — La *topoalgie* est une sorte de neurasthénie locale. On constate une douleur fixe, localisée
dans une région variable, mais en rapport avec un
district bien délimité.

Pour calmer, la faradisation *loco dolenti*, à l'aide du
balai électrique, donne de bons résultats.

NÉVRALGIES.

Bouchard.

Pour produire la réfrigération locale, appliquer un tampon de ouate et de bourre de soie, trempé dans du chlorure de méthyle (éther méthyl-chlorhydrique). Comme moyen analgésique, l'application du tampon est aussi efficace que le jet du siphon.

On peut aussi se servir d'un pinceau, ce qui permet de localiser l'action d'une manière très précise.

Par ce procédé, la douleur cesse dans des cas de *névralgies intercostales*, de *torticolis*, de *douleurs musculaires*, de *lumbagos*, de *névralgies dentaires*, de *crises gastriques* d'origine *tabétique*, de *coliques de plomb*.

Charcot.

I. TRAITEMENT INTERNE. — Prescrire :

Phénacétine................ 50 centigr.

Pour un cachet.

II. MASSAGE. — Recommander le massage. C'est ainsi qu'on a guéri certaines névralgies cervico-brachiales, sciatiques, ou du nerf de la cinquième paire.

D'ailleurs, le massage n'est, en pareils cas, que l'application d'un besoin instinctif; car on sait que les malades cherchent d'eux-mêmes à calmer les douleurs névralgiques violentes, en exerçant des pressions fortes sur les points douloureux. La manière d'opérer est variable suivant les cas; en général, pour amener l'engourdissement de la douleur, il faut recourir à des moyens un peu violents : pétrissages énergiques, frictions, effleurages rapides sur toute l'étendue du nerf, lorsqu'il est facilement abordable, comme le grand nerf sciatique, par exemple.

Il y a contre-indication au massage dans les névralgies par compression, ou d'origine centrale.

III. TRAITEMENT ÉLECTRIQUE. — Dans certains cas rebelles de névralgie du nerf sciatique, qui avaient résisté pendant des années à tous les traitements, on a vu souvent le massage, associé à l'électrisation, produire des résultats surprenants. Les courants continus sont surtout indiqués (Regimbaud); on applique le pôle négatif sur le tronc nerveux et le pôle positif sur la région particulièrement affectée, et on agit avec des courants de moyenne intensité.

Les vibrations du *casque vibrant* se transmettent à toute la tête et même aux parties supérieures du tronc ; il est donc indiqué de soigner par le casque les névralgies qui occupent ces régions.

En effet, des cas de névralgie faciale très rebelles ont cédé à l'emploi de ce moyen.

De même on a vu disparaître des névralgies cervicales et thoraciques.

Névralgies pelviennes. — Il est aussi illogique d'enlever, chez un hystérique mâle, le testicule ou la peau du scrotum, sièges de sensations douloureuses, que d'enlever, chez une femme, une zone hystérogène quelconque ou un ovaire hyperesthésié. La théorie sur laquelle les opérateurs s'appuient est fausse; leur pratique est mauvaise et immorale.

Germain Sée.

Injections hypodermiques avec :

Antipyrine . . . . 10 gr.
Chlorhydrate de cocaïne . . . . 15 centigr.
Eau distillée . . . . 10 gr

Injecter une seringue entière.

Félix Guyon.

Névralgies de la vessie. — Les malades sont quelquefois soulagés par le passage d'un instrument métallique.

Jaccoud.

Névralgie sciatique.—I. TRAITEMENT EXTERNE. — Repos absolu, quelle que soit l'acuité de la douleur, pour prévenir l'impotence du membre, consécutive à la névrite, qui succède souvent à la congestion du nerf.

Dès le début, ventouses scarifiées, au-dessous du pli fessier, dans le creux poplité, au mollet.

Injections hypodermiques de morphine, si les douleurs sont trop intenses.

Si les ventouses ne soulagent pas, ou sont contre-indiquées par l'anémie du malade, appliquer çà et là, sur les points douloureux du membre, de grands vésicatoires à répétition ou bien des vésicatoires à longues bandes, recouvrant la partie postérieure et latérale externe du membre.

II. TRAITEMENT INTERNE. — Si la *sciatique* est d'origine *rhumatismale*, prescrire le salicylate de soude, pendant trois jours, à la dose de 4 à 6 grammes par jour.

En cas d'échec du salicylate, prescrire la quinine à hautes doses, de préférence le bromhydrate de quinine à la dose de 1^{gr},50 à 2 grammes; et continuer ainsi, tant qu'il ne se produit pas de phénomènes physiologiques trop pénibles. Dans ce cas, suspendre un jour ou deux; puis recommencer.

Si la maladie ne cède pas, insister sur la médication topique.

Dans la *sciatique chronique*, recourir à un mélange

d'iodure et de bromure de potassium, 3 à 4 grammes de chaque par jour, dissous dans un seul véhicule.

Si le traitement échoue, pulvérisations avec le chlorure de méthyle. Mais s'en servir avec prudence, pour éviter les escarres et les ulcérations.

Bains de vapeur simples ou térébenthinés.

Hayem.

Névralgie faciale. — Tous les agents et procédés capables d'agir sur le phénomène douleur ont été tour à tour préconisés ou essayés : procédés de révulsion, injections sous-cutanées diverses à effet local ou à effet local et général, administration de calmants *per os*, électrisation, opérations chirurgicales.

I. TRAITEMENT EXTERNE. — Les procédés de révulsion, tels que l'emploi du froid, les applications de vésicatoires, les pointes de feu, réussissent peu dans la névralgie faciale.

Les injections sous-cutanées de morphine ou d'un mélange de morphine et d'atropine produisent des effets insuffisants ou trop fugitifs. Elles sont rapidement suivies d'un état fâcheux d'accoutumance. On a vanté les injections de chloroforme pur, mais elles se sont montrées infidèles et ont été abandonnées. Les injections d'antipyrine réussissent rarement. Au contraire, la galvanisation des points douloureux compte de nombreux succès.

II. TRAITEMENT INTERNE. — La névralgie du trijumeau est particulièrement justiciable de la médication interne. L'administration des médicaments *per os* peut, du reste, être combinée avec l'emploi des moyens externes.

Les plus recommandables parmi les médicaments proprement dits, sont: la quinine, l'aconitine, l'acétanilide et l'exalgine.

La quinine réussit surtout lorsque les paroxysmes douloureux se montrent à des intervalles réguliers. Elle peut être associée à d'autres nervins, et, en particulier, à l'aconitine. Les effets de la quinine sont souvent très favorables, et comme l'usage de ce médicament peut être continué longtemps, on obtient fréquemment des guérisons réelles.

L'usage de l'aconitine est aujourd'hui limité presque exclusivement au traitement de la névralgie faciale. Elle s'est montrée fréquemment efficace dans la forme grave de cette névralgie (épileptiforme de Trousseau). Quand on prescrit l'aconitine, il faut accorder la préférence au nitrate d'aconitine cristallisé, qui doit, il ne faut pas l'oublier, être prescrit à doses progressives par quart de milligramme.

L'acétanilide et l'exalgine ont également donné des succès, mais leurs effets sont le plus souvent trop passagers.

Dans un cas de névralgie grave du trijumeau, nous avons prescrit, en plusieurs prises, 2 à 3 gr. d'exalgine dans les 24 heures :

> Exalgine...................... 2 gr. 50
> Alcoolat de menthe............ 15 —

Dissoudre et ajouter :

> Sirop......................... 50 gr.
> Eau .... 105 —

Névralgies des membres et du tronc. — I. TRAITEMENT LOCAL. — Pour calmer les douleurs, les agents locaux se placent en première ligne. Ils comprennent d'abord tous les moyens révulsifs :

Il y a quelques années, on employait surtout les vésicatoires et les pointes de feu.

Aujourd'hui, on donne généralement la préférence à la révulsion produite par le froid. Le meilleur moyen

de provoquer une réfrigération efficace est assurément
le *stypage*; très souvent il a produit non seulement un
effet calmant, mais encore et à lui seul la guérison
définitive. Mais le chlorure de méthyle n'agit peut-
être pas seulement par le froid qu'il provoque. Il est
possible qu'il pénètre jusqu'aux extrémités nerveuses
et les impressionne utilement.

Il ne faut pas trop dédaigner les ventouses scarifiées,
qui rendent des services dans les névralgies rhumatismales récentes à forme congestive.

C'est encore parmi les mêmes moyens qu'il faut
ranger les applications locales de chloroforme.

Les applications locales, à proprement parler, sédatives et calmantes, sont particulièrement indiquées
lorsqu'on doit produire une action modérée, mais
soutenue, circonstance qui se rencontre habituellement
dans les affections douloureuses dites symptomatiques.

II. Traitement interne. — Parmi les agents
usités en pareil cas, il faut citer l'opium et ses alcaloïdes.

La morphine est le plus souvent employée. Voici
quelques formules qui se rapportent à son usage :

Glycérolé pour onctions :

Glycérolé d'amidon	60 gr.
Chlorhydrate de morphine.......	1 —

Collodion :

Collodion élastique	30 gr.
Chlorhydrate de morphine.......	1 —

Mouches calmantes :
Opium ou chlorhydrate de morphine, incorporé à
une solution d'ichthyocolle au 30ᵉ, étendue sur du
taffetas noir.

Teinture d'iode morphinée :

Sulfate de morphine........	2 gr.
Teinture d'iode...................	15 —

Les préparations de solanées vireuses, employées topiquement, exercent une action calmante évidente ; parmi elles, on doit mentionner l'extrait et la teinture de belladone.

Citons encore le camphre, le menthol, la ciguë, les préparations cyaniques.

Les applications topiques de vératrine produisent aussi, dans certains cas, un bénéfice réel. On peut en outre prescrire des onctions avec la pommade suivante :

Axonge............................ 8 gr.
Vératrine...................... 10 à 20 centigr.

Le gaz acide carbonique jouit de propriétés analgésiantes qui peuvent facilement être mises à contribution. On fait fréquemment usage de ce gaz dans diverses stations thermales ; en particulier, les douches utérines d'acide carbonique ont un effet calmant évident.

Il faut user avec prudence des topiques contenant des substances toxiques, car l'absorption cutanée peut être le point de départ de phénomènes d'empoisonnement.

La méthode endermique est peu employée et son usage est limité à quelques cas spéciaux.

La méthode hypodermique est indiquée dans tous les cas, mais le danger de la morphinomanie est tel, qu'on a cherché de tous côtés un agent capable de remplacer la morphine dans les injections sous-cutanées.

Jusqu'à présent, l'antipyrine est le meilleur de ces succédanés.

On peut aussi employer la théine :

Théine . . . . } àà 1 gr.
Benzoate de soude . . . . }

Chlorure de sodium . . . .   5 centigr.
Eau distillée . . . .   10 gr.

Un tiers de seringue représente 3 centigrammes de théine. Cette dose peut être renouvelée plusieurs fois par jour.

Névralgies rhumatismales. — Elles seront combattues à l'aide de la quinine ou du salicylate de soude.

Névralgies symptomatiques, névrite, compression des nerfs. — Choisir de préférence l'antipyrine et acétanilide.

Dieulafoy.

Névralgie du trijumeau. — I. TRAITEMENT INTERNE. — Prescrire la quinine.

L'aconitine à la dose de 1/2 milligramme par jour et successivement portée à la dose de 4 à 5 milligrammes, donne de bons résultats.

Prescrire le chloral :

Sirop de chloral. . . . . ⎫
Sirop de morphine. . . . . ⎬ 30 gr.
Eau distillée de tilleul. . . . . ⎭
Eau de fleurs d'oranger. . . . .   10 —

Une cuillerée à bouche, toutes les 3 heures.

Le sirop de Follet (chaque cuillerée à bouche contient 1 gramme de chloral) donne de bons résultats.

Conseiller l'antipyrine, soit en potion (2 à 4 grammes par jour), soit en injections sous-cutanées (1 à 2 grammes).

Le bromure de potassium et tous les bromures à doses élevées donnent de bons résultats.

II. TRAITEMENT EXTERNE, — Les injections sous-cutanées de morphine éloignent ou atténuent les accès et peuvent devenir un moyen curatif ; on injecte tous les jours 2, 3, 4 centigrammes de chlorhydrate de morphine et chez certains malades, la tolérance devient telle qu'on arrive à injecter des doses énormes.

III. TRAITEMENT ÉLECTRIQUE. — L'application de l'électricité doit être tentée; on fait passer, pendant quelques minutes, un courant continu de 10 à 12 éléments, le pôle négatif étant placé à la sortie du tronc nerveux et le pôle positif à la périphérie du nerf (Onimus).

Névralgie faciale épileptiforme. — La résection du nerf, quand la branche douloureuse est accessible, a plusieurs fois été tentée, mais la guérison n'est souvent que temporaire et la névralgie reparait dans le segment central du nerf.

Névralgie faciale d'origine syphilitique. — La syphilis peut, par différents mécanismes, produire la névralgie faciale, auquel cas le traitement spécifique doit être aussitôt institué.

Névralgie faciale d'origine palustre. — La quinine est indiquée.

Debove.

Traitement de la cause (anémie, impaludisme, etc.).
Injections de morphine, antipyrine, quinine.
Vésicatoires.
Électrisation : courants continus.
Hydrothérapie, massage.

Névralgie sciatique. — Pulvérisations d'éther, de chlorure de méthyle, sur le trajet du nerf, pendant 5 secondes au plus.

Le malade éprouve une sensation de brûlure ; la peau blanchit et durcit.

Renouveler l'application une ou deux fois, à deux jours d'intervalle.

E. Besnier.

Les injections de chloroforme ne causent ni accident, ni douleur vive, ni phénomène physiologique appréciable ; on a tous les avantages de l'injection de morphine sans avoir aucun des dangers du morphinisme aigu ou chronique.

Il faut enfoncer la canule seule, s'assurer qu'elle n'est pas dans une veine (absence de sang), qu'elle est bien au centre de la couche cellulo-adipeuse sous-cutanée (mobilité de la canule), puis adapter la seringue, et injecter une seringue ou une demi-seringue de chloroforme bien pur.

Dujardin-Beaumetz.

I. TRAITEMENT ANALGÉSIQUE. — Administrer les médicaments antithermiques analgésiques.

Injections de morphine, paraldéhyde, chloral, aconit, acétanilide, phénacétine, exalgine, antipyrine.

Alcoolature de racines d'aconit, gelsemium, gelsemine, piscidia erythrina.

Teinture de piscidia. . . . . 10 gr.

X gouttes, à prendre 5 fois par jour.

II. TRAITEMENT RÉVULSIF. — Cautérisation, pointes de feu, acupuncture, électropuncture, aquapuncture.

Injections de chloroforme, d'éther ; injections avec un liquide irritant sur le trajet du nerf malade (sulfure de carbone).

Vésicatoires pansés à la morphine ($0^{gr},01$).

III. HYGIÈNE THÉRAPEUTIQUE. — Massage, hydrothérapie, électrothérapie, courants continus.

IV. Traitement chirurgical. — Elongation des nerfs, névrotomie, névrectomie.

V. Métallothérapie. — Application de plaques, bracelets, anneaux et chaînes.

Névralgies essentielles, névralgies symptomatiques, douleurs fulgurantes des tabétiques, douleurs de l'angor pectoris, douleurs par compression. — Contre l'élément douleur, quelle que soit son origine, l'exalgine est très active.

Si cette combinaison méthylée était plus soluble, elle devrait occuper le premier rang, parce qu'elle est plus active et qu'elle ne produit jamais d'éruption. Rester dans des doses faibles : 25 centigrammes par exemple, renouvelés deux fois par jour. En raison de son insolubilité, la donner en potion alcoolisée. :

Exalgine....................	2 gr. 50
Alcoolat de mélisse	10 —

Faire dissoudre et ajouter :

Eau de tilleul................	120 gr.
Sirop de fleurs d'oranger.......	30 —

Une cuillerée à bouche à prendre matin et soir.

Si le malade ne peut supporter le goût de la mélisse, faire usage de la formule suivante :

Exalgine.................	2 gr. 50
Teinture de zestes d'oranges......	5 —
Sirop d'écorces d'oranges amères .	30 —
Eau....................	120 —

Chaque cuillerée à soupe de chacune de ces deux potions contient 25 centigrammes d'exalgine; prescrire une cuillerée, matin et soir. La teinture et l'alcoolat ne servent qu'à dissoudre l'exalgine, et c'est la première chose à faire dans la préparation, avant d'ajouter les autres excipients.

En cachets médicamenteux, l'administration est plus facile, mais l'action est moins grande; l'état de solution du médicament augmente sa puissance.

On peut aussi prescrire :

Extrait fluide de Piscidia Érythrina.   15 gr.
Sirop d'écorces d'oranges........ 250 —

3 à 4 cuillerées à bouche.
Injections hypodermiques avec :

Sulfate d'atropine ....   1 centigr.
Chlorhydrate de morphine.......   10   —
Eau de laurier-cerise   20   gr.

Névralgies fugaces des hystériques et des neurataxiques. — La phénacétine, insoluble, mais non toxique à cause de cette insolubilité même, se montre surtout un bon médicament. C'est aussi un bon analgésique.

Donner par jour un ou deux cachets de 50 centigrammes à 1 gramme, sans redouter l'intoxication.

La paraphénacétine ne provoque pas la cyanose et les éruptions causées par l'antipyrine et l'acétanilide.

Névralgies de la face. — Aconitine cristallisée Duquesnel, 1/2 milligramme toutes les 4 heures.

Sulfate de quinine, quand la maladie est intermittente.

Gelsemine, sulfate de cuivre ammoniacal (Féréol), applications externes de menthol, opium, morphine, acétanilide, antipyrine, phénacétine, exalgine, sulfate de quinine, monochloral, antipyrine ou hypnal.

Courants continus. Ne pas dépasser 2 à 3 milliampères. Se servir de rhéostats et interposer dans le courant une certaine résistance pour éviter les phosphènes. Le pôle positif est placé sur le point douloureux.

Névralgies congestives. — Prescrire l'antipyrine.
Éviter la morphine, qui produit l'excitation de la moelle et du cerveau.

Névralgies dentaires. — Prescrire :

Acétanilide . . . .   1 gr. 50.

En 3 cachets médicamenteux, à prendre dans les 24 heures.

Névralgie sciatique. — Térébenthine, acide salicylique, opium.
Médication révulsive, sous toutes ses formes.
Pulvérisations de chlorure de méthyle.

Migraine. — Aconitine, morphine, caféine, guarana et paulinia, éthoxy-caféine (Filehne), antipyrine, acétanilide, phénacétine, hydrothérapie.

Cadet de Gassicourt.

Prescrire :

Cinchonine.	40 centigr.	
Sulfate de morphine.	30	—
Café faiblement torréfié.	250	gr.
Eau bouillante	350	—
Sucre	700	—

1 à 2 cuillerées à bouche.

Mauriac.

Névralgies syphilitiques. — Prescrire :

Poudre d'iodoforme.	1 gr.
Extrait et poudre de gentiane	Q. S.

Faire 20 pilules. — Prendre 2 à 3 pilules par jour.

Huchard.

Potion avec :

> Teinture alcoolique de Piscidia Ery-
> thrina. . . . . } àà 20 gr.
> Teinture de Viburnum pruuifolium. }

Prendre 40 à 50 gouttes, dans les 24 heures.
Frictions avec :

> Alcool camphré. . . . . } àà 80 gr.
> Alcoolature de genièvre. . . . . }
> Alcoolat de lavande. . . . . 60 —
> Chloroforme. . . . . } àà 15 —
> Teinture d'opium . . . . }

Frictionner avec une flanelle.

Névralgie de l'isthme du gosier ou angine né-vralgique. — Le traitement doit s'adresser plutôt à l'élément névralgique qu'à l'élément inflammatoire. Dans ce but, on fait prendre le matin, à une heure d'intervalle, trois pilules contenant chacune :

> Sulfate de quinine. . . . . 20 centigr.
> Extrait de racine d'aconit. . . . . 1 —

Si les douleurs névralgiques sont rebelles, on administre, trois fois dans la journée, à 2 ou 3 heures d'intervalle, un cachet de 0gr,25 centigrammes de bromhydrate de quinine, en associant à chaque cachet, un granule d'aconitine d'un quart de milligramme.

On touche le fond de la gorge, trois ou quatre fois par jour, avec un pinceau trempé dans le mélange suivant :

> Glycérine neutre. . . . . 10 gr.
> Chlorhydrate de morphine . . . . 10 centigr.
> Essence de menthe. . . . . IV gouttes.

J. Cheron.

Névralgies pelviennes. — A la fureur opératoire actuelle, il faut opposer le traitement médical, patient et sagace, fréquemment suivi de résultats curatifs complets et rapides.

I. TRAITEMENT GÉNÉRAL. — Dans les cas de ce genre, il faut proscrire la morphine, car il s'agit de malades qui deviendraient presque à coup sûr morphinomanes, ce qui ne ferait qu'aggraver la situation.

Presque toujours *l'arthritisme* est plus ou moins en cause : les frictions sèches, les bains stimulants ou révulsifs, les liniments antinévralgiques, les salicylates trouvent alors leur indication.

Si c'est *l'hystérie* qui domine, le traitement moral, l'hydrothérapie, les valérianates, les vieilles pilules de Méglin, l'électricité statique, etc., seront à utiliser.

Si l'on a affaire à une *neurasthénique,* le régime alimentaire, le règlement de vie (au point de vue du repos et de l'exercice gradué), le massage général, l'électrisation, les transfusions hypodermiques, constituent le point capital.

II. TRAITEMENT LOCAL. — En cas d'adhérences pelviennes, le massage est un admirable moyen ; il faut y ajouter les injections chaudes, les pansements décongestionnants.

Mais, si on ne trouve aucune lésion locale, la logique veut qu'on laisse tranquilles les malades, loin de songer à les châtrer.

Paul Segond.

Élongation des nerfs, névrotomie, névrectomie.
Métallothérapie.
Bains sulfureux. Douches.

Eaux minérales : Bourbon-Lancy, Ussat.

Campenon.

Névralgie de la face. — Faire une pulvérisation de chlorure de méthyle sur la joue et la lèvre, après avoir protégé le globe oculaire. Faire le stypage sur les points signalés, à l'aide d'un petit tampon de coton hydrophile, porté sur une baguette et chargé de chlorure de méthyle.

Appliquer le tampon sur la muqueuse buccale, jusqu'à ce que celle-ci prenne un aspect parcheminé.

Letulle.

Névralgies utérines. — Injections vaginales avec :

Antipyrine.	5 gr.
Acide borique.	10 —

Pour un paquet.

Chaput.

Lorsqu'une névralgie est rebelle au traitement médical et qu'il n'existe pas de contre-indication formelle, employer les moyens chirurgicaux.

Pour les nerfs mixtes à fonctions sensitivo-motrices, les sections nerveuses du tronc sont contre-indiquées à cause des paralysies qu'elles comportent; on se contentera de l'élongation.

Les nerfs exclusivement sensitifs comportent surtout la résection, bien supérieure à l'élongation.

Névralgie sciatique. — On exécutera l'élongation sous-cutanée, en faisant fléchir fortement la cuisse sur le bassin, pendant que la jambe est maintenue en extension. Les autres nerfs seront abordés par une incision, isolés à la sonde cannelée, chargés sur le crochet dynamométrique de Gillette et élongés.

Dans certains cas très rebelles, on peut, après trépanation de la colonne, sectionner les racines postérieures dans le canal rachidien, mais c'est une opération grave qu'on n'entreprendra pas sans de bonnes raisons.

Névralgie dentaire. — On abordera le dentaire inférieure au moyen d'une trépanation faite par la face externe de la branche montante. Le sous-orbitaire sera coupé dans l'orbite, puis arraché et réséqué par une incision sous orbitaire.

Dans les cas rebelles, avec Braun, Lossen, Segond, on ira chercher le maxillaire supérieur en amont du ganglion de Meckel, on le sectionnera et on réséquera la plus grande longueur possible.

NÉVRITE.

Dujardin-Beaumetz.

Prescrire les révulsifs, surtout les cautérisations.
Contre les troubles trophiques, employer les courants continus.

H. Rendu.

Névrite radiculaire. — L'indication formelle, à la première période de la névrite, est de recourir aux émissions sanguines locales, répétées énergiquement le long de la colonne vertébrale, au point d'émergence des nerfs rachidiens : elles atténuent les douleurs intolérables dont souffrent les malades, et il est permis de supposer qu'elles diminuent la congestion locale, premier stade de l'inflammation des filets nerveux.

A la période secondaire, les révulsifs ont moins d'importance, pou   ils ne sont pas inutiles.

Le traitement le plus utile est l'électrisation des muscles atrophiés. Mais il faut l'employer avec discernement et avec modération, sous peine de raviver les accidents aigus et de ramener une rechute. En général, il faut se garder d'électriser les muscles avant que toute douleur cervicale ait complètement disparu. Même dans ces conditions, il ne faut pas oublier que l'excitation musculaire trop précoce et trop intense retentit sur les nerfs et donne lieu à de l'irritation fonctionnelle, qui ramène une poussée aiguë de névrite. Il y a donc lieu d'expérimenter la faradisation avec prudence et de ne la pratiquer méthodiquement qu'après plusieurs tâtonnements. Le plan le meilleur, en pareil cas, est de débuter par l'application de courants continus faibles, qui ne sont pas perçus par les malades et qui ne l'exposent pas à des retours offensifs de la névrite. Plus tard, quand il s'agit de réveiller la contractibilité des muscles atrophiés, la faradisation est indiquée, et elle donne de bons résultats.

Dejerine.

Névrite périphérique. — Si la névrite relève d'une intoxication (alcool, plomb, arsenic), la première indication à remplir consiste dans la suppression de l'agent toxique.

Calmer les douleurs par une médication appropriée, et lorsque la période douloureuse commencera à se calmer, employer le massage et la faradisation légère.

Les bains salés et certaines eaux minérales seront utilisés avec succès.

NÉVROSES.

Germain Sée.

Névroses gastriques. — Le *cannabis* est le véritable sédatif de l'estomac ; il n'a pas les inconvénients des narcotiques (opium et chloral), des absorbants (bismuth),des sédatifs généraux (bromure de potassium), des paralgésiants (antipyrine), des amers, de l'orexine qui ont des effets défavorables sur le tube digestif.

Il favorise la digestion stomacale, ralentie par un état nervo-paralytique, ou douloureuse par l'*hyperchlorhydrie*. Il n'amène aucun amendement dans la digestion des *anachlorhydriques* ; il la rend moins pénible, mais non plus efficace. Dans la digestion intestinale, les propriétés calmantes du cannabis exercent aussi leur action.

Il agit bien sur les phénomènes éloignés, tels que *vertiges, migraines, insomnies, palpitations* et même *dyspnées* ; il annihile ces pénibles incidents ; mais il ne modifie guère les dispositions nerveuses, qui se traduisent par l'*hypocondrie*, l'*hystérie*, ou la *névro-asthénie*, bien que ces états aient souvent leur point de départ dans les affections stomacales.

L'action du cannabis réclame le concours des autres méthode curatives, comme les alcalins à hautes doses, certains purgatifs, et plus rarement les antiseptiques, qui remplissent des indications précieuses ; elle exige surtout un régime alimentaire spécial.

Donner le lait, à la condition que la névrose appartienne à la classe des *hyperchlorhydries*. Le lait échoue au contraire contre les *anachlorhydries* et les *hypochlorhydries*.

Hayem.

Névroses douloureuses du tube digestif. — Les préparations d'opium, seules ou associées à la cocaïne, sont particulièrement indiquées.

ONOMATOMANIE.

Charcot et Magnan.

L'onomatomanie n'est pas incurable.

La première indication est de soustraire le sujet à son milieu habituel ; l'isolement dans un établissement spécial ne présente que des avantages ; c'est là que l'autorité morale du médecin acquiert toute son influence sur les déséquilibrés.

L'hydrothérapie rend des services.

OPHTALMIE SYMPATHIQUE.

Panas.

Il ne faut pas essayer d'enrayer l'ophtalmie sympathique en pratiquant la section ou la résection du nerf optique, soit seules, soit combinées avec l'abrasion des vaisseaux et nerfs ciliaires postérieurs. Toutes ces opérations exposent à un hématome de l'orbite et à une protrusion du globe, tellement forte que la mort par méningite en a été la suite.

Pour toutes ces raisons, il faut rester fidèle à l'énucléation qui a fait ses preuves, en tant que moyen préservatif par excellence de l'ophthalmie sympathique. Faite antiseptiquement, l'énucléation constitue une des opérations les plus inoffensives pour le malade.

Ce n'est pas à dire pour cela que le traitement
chirurgical soit le seul, ni même partout applicable.

Une fois l'ophthalmie sympathique évoluée, il y a
peu d'espoir de l'enrayer par l'énucléation.

En pareil cas, le traitement hydrargyrique intensif,
principalement par les frictions et les injections hypodermiques de mercure, m'a donné des résultats
excellents.

Abadie.

Injections intra-oculaires d'une goutte de sublimé
(solution aqueuse à un pour mille) dans l'œil sympa-
thisant et dans l'œil sympathisé.

Combiner les injections avec la cautérisation ignée
du canal de la plaie, au moyen du thermo-cautère.

PACHYMENINGITE.

Charcot.

Pachyméningite hypertrophique. — La pachymeningite cervicale hypertrophique n'est pas incurable;
la paraplégie qu'elle détermine, alors même qu'elle
est très accentuée et accompagnée de flexion de la
jambe sur la cuisse, peut guérir.

Mais, de même que cela a lieu dans le mal de Pott,
et probablement aussi dans d'autres cas de paraplégie par compression, la longue persistance de l'attitude fléchie des membres inférieures a quelquefois pour
effet de déterminer dans les tissus peri-articulaires du
genou et dans la région du creux proplité une indu-
ration et une rétraction qui, alors que l'affection spinale est guérie, mettent obstacle à l'extension de la
jointure.

L'intervention chirurgicale est nécessaire en pareil cas; elle seule peut délivrer le malade d'une complication, qui mettrait obstacle à la station et à la marche.

Joffroy.

Pachymeningite cervicale hypertrophique. — Pendant la période douloureuse, prescrire les sédatifs : le chloral plutôt que l'opium.

Comme révulsifs, ne pas avoir confiance dans les moxas, cautères, vésicatoires, etc.; préférer les pointes de feu. On applique six pointes de feu au niveau du segment de moelle atteint, intéressant tout le derme sur l'étendue d'une pièce de 50 centimes. Dès que la cicatrisation est terminée, faire une nouvelle application.

PALPITATIONS NERVEUSES.

Peter.

Éviter la digitale; elle peut soulager momentanément, mais elle augmente plus tard les palpitations.

Chez les anémiques, donner des toniques :

N° 1. Valérianate d'ammoniaque.

3 à 4 capsules par jour.

N° 2. Bromure de potassium......... 4 gr.
     Eau .... 40 —
     Sirop d'écorces d'oranges........ 100 —

Par cuillerées à bouche dans la journée.

Gingeot.

Lotions froides sur la région du cœur. Prendre une

compresse épaisse, la tremper dans l'eau froide, la tordre, la déposer au niveau du cœur et la recouvrir d'une compresse non mouillée; laisser la double compresse en place tant qu'elle ne s'échauffe pas.

Pulvérisations d'éther sur la région du cœur.

Quinquaud.

Fumigations des extrémités supérieures, deux fois par jour.

Pointes de feu et vésicatoires sur le trajet des nerfs.

Brocq.

I. TRAITEMENT EXTERNE. — Enveloppement des doigts sur lesquels on met un liniment au laudanum et au chloroforme.

Applications irritantes sur la région cervicale et le trajet des nerfs.

II. TRAITEMENT INTERNE. — Valérianate d'ammoniaque et de quinine.

PARALYSIE AGITANTE OU MALADIE DE PARKINSON.

Charcot.

La paralysie agitante guérit quelquefois, cela est incontestable. Est-ce spont ément ou grâce aux agents mis à contribution? La dernière hypothèse, pour la majorité des cas heureux, est peu probable, car le sous-carbonate de fer et le chlorure de baryum, auxquels on voudrait faire honneur de cette action médicatrice, ont, dans d'autres cas, complètement échoué.

I. TRAITEMENT INTERNE. — On a tout ou à peu près tout essayé contre cette maladie. Parmi les médicaments qui ont été préconisés, et que j'ai administrés sans succès, je n'en énumérerai que quelques-uns.

La strychnine m'a paru plutôt exaspérer le tremblement que le calmer. L'ergot de seigle, la belladone, prescrits en raison de leur pouvoir anti-convulsif, ne m'ont pas donné de résultats bien avantageux. J'en dirai autant de l'opium, que l'on supposait capable de modérer le tremblement, en diminuant les douleurs et qui, au contraire, augmente l'excitabilité réflexe. J'ai employé l'hyoscyamine; quelques malades se trouvaient soulagés par elle; son action, d'ailleurs, est simplement palliative.

Le nitrate d'argent nous a toujours semblé exagérer l'état convulsif, et cela est d'autant plus remarquable, que, dans la sclérose en plaques, il produit quelquefois un amendement assez marqué, et diminue l'intensité du tremblement.

II. TRAITEMENT ÉLECTRIQUE. — L'emploi de l'électricité, selon quelques médecins, aurait procuré plusieurs guérisons.

Ce n'est pas l'électricité statique, ni les courants interrompus, qu'il convient de faire intervenir. Ces moyens, avantageux, dit-on, dans la chorée, seraient demeurés impuissants contre la paralysie agitante.

Il faut se servir des courants constants, tels qu'on les obtient à l'aide d'une pile.

III. TRAITEMENT PAR LE FAUTEUIL TRÉPIDANT. — Depuis longtemps, j'avais appris de quelques malades frappés de paralysie agitante qu'ils ressentaient un soulagement marqué des longs voyages en chemin de fer ou en voiture. Plus le train, lancé à toute vitesse, occasionnait de trépidation dans les compartiments, plus la voiture était cahotée sur un pavé inégal, plus ils éprouvaient de soulagement. Au sortir d'un voyage d'une journée, ils se sentaient mieux et éprouvaient un bien-être inexprimable. Un d'eux avait imaginé de se faire véhiculer des heures entières dans un de ces lourd tombereaux à charrier les pavés. Au contraire de tous les voyageurs, les paralysés de Parkinson se trouvaient plus frais et plus dispos au sortir des wagons ; plus le voyage avait été prolongé, plus mauvaise était la ligne, plus durable était leur amélioration.

Ce témoignage, venu de diverses sources, ne fut pas perdu ; ce fut le point de départ d'une application thérapeutique. On ne pouvait songer à faire promener les malades en chemin de fer de Dunkerque à Marseille, ou à leur faire passer leurs journées dans les omnibus.

J'ai fait construire un fauteuil, animé d'un mouvement de va-et-vient au moyen d'un treuil électrique, les mouvements provoquent une série de trépidations très vives. C'est le mouvement de trémie pour le tamisage des matières industrielles.

Rien de plus insupportable pour une personne bien portante que ces secousses qui vous démolissent, vous détraquent et vous ballottent les entrailles. On n'est pas en *marche* depuis une demi-minute qu'il faut demander grâce.

Le malade, au contraire, se prélasse dedans, comme vous le feriez sur un doux canapé ; plus il est secoué, mieux il se sent.

Le malade, assis dans le fauteuil, est soumis, comme nous l'avons dit, à une trépidation continue, rappelant celle qeu produit un train eu marche ; la séance doit être de vingt minutes à une demi-heure.

Dès que la trépidation commence, le malade accuse un bien-être marqué et il supporte sans fatigue des oscillations aussi rapides que l'on veut.

Après une séance de trépidation, c'est un autre homme ; il n'a plus de raideur dans les mouvements, il cesse de s'agiter, les membres sont détendus, la fatigue est dissipée et, la nuit suivante, le sommeil est calme et procure un grand soulagement.

Descendu du fauteuil trépidant, le malade se sent plus léger: il semble que la raideur si pénible de la maladie de Parkinson ait disparu; il marche mieux et avec moins de fatigue qu'avant la séance de trépidation. Le sommeil est plus calme et plus réparateur dans la nuit qui suit la séance. En effet, plusieurs paralytiques agitants, qui remuaient constamment dans leur lit, ont pu avoir des nuits très tranquilles après les séances de fauteuil.

On n'a pas remarqué jusqu'ici que le tremblement de la maladie de Parkinson ait été amélioré par la trépidation ; mais n'est-ce pas déjà quelque chose que d'atténuer les douleurs, de diminuer la raideur et de rendre le sommeil à ces malades, pour lesquels la thérapeutique se montre constamment impuissante?

Cette amélioration est obtenue dès la cinquième ou la sixième séance, et à la condition qu'elles soient répétées chaque jour, les effets s'accumulent et les malades jouissent d'une amélioration qui peut durer assez longtemps, même lorsqu'on suspend la trépidation. Dès que le mieux tend à disparaître, il est relativement facile de le reproduire par de nouvelles séances. Combien de temps peut durer cet avantage de la médication vibratoire? Il est actuellement impossible de le dire; la méthode est trop récente. Tout ce qu'on sait c'est que ce mieux peut se prolonger pendant plusieurs mois.

En ce qui concerne l'insomnie, les séances de fauteuil rendent de réels services, et l'on voit souvent des malades, qui ne dormaient plus depuis plusieurs mois, retrouver le sommeil après s'être soumis aux vibrations qu'il produit.

PARALYSIE ATROPHIQUE DE L'ENFANCE.

Jules Simon.

Donner tous les jours un bain d'air chaud de trois à cinq minutes de durée, et envelopper les membres dans de la ouate saupoudrée de moutarde, qu'on change matin et soir.

Donner III à V gouttes par jour de teinture de noix vomique ou un demi-milligramme à un milligramme de sulfate de strychnine, pris dans une solution répartie sur toute la journée. Donner ce médicament six à huit jours, le suspendre, puis y revenir après huit jours de repos.

PARALYSIE BULBAIRE RÉFLEXE.

Laveran.

Révulsifs cutanés. Flagellations avec un linge trempé dans l'eau froide. Brûlures superficielles au niveau des insertions du diaphragme (une allumette peut suffire).

Appliquer les électrodes sur le trajet des nerfs phréniques ou de chaque côté de la base du thorax, de façon à électriser le diaphragme.

PARALYSIE FACIALE.

Constantin Paul.

a). L'application des courants continus, faite au début, peut ramener bientôt à l'état normal la contractilité faradique (elle n'est pas complètement abolie dans le premier degré de la paralysie) et alors la galvanisation et la faradisation peuvent être employées en même temps.

b). Lorsque la contractilité faradique est abolie, avoir recours à la galvanisation.

La galvanisation par les courants constants est la meilleure méthode à employer. Le procédé de galvanisation par des courants stables est préférable au début; plus tard, il vaut mieux employer les courants continus et mobiles.

Pour bien pratiquer la galvanisation par les courants constants et stables, prendre un appareil dont les éléments sont réunis en tension. Préférer les grands éléments à travail peu actif aux petits éléments à action chimique rapide, les premiers donnent des courants plus réguliers que les seconds. On place l'électrode positif sur l'apophyse mastoïde ou sur le tronc du facial, à sa sortie de la parotide, et l'électrode négatif sur le muscle que l'on veut modifier, et le plus près possible du point où le nerf pénètre dans le muscle. On emploie, en général, de quinze à vingt-cinq éléments de la pile Remak. La durée du passage du courant dans le muscle doit être de deux à cinq minutes; on reporte ensuite l'électrode négatif sur un autre point. Chaque séance d'électrisation est d'un quart d'heure.

La galvanisation par les courants continus et mobiles se fait de la même manière; elle est surtout applicable au cas où il y a atrophie. Elle réveille, plus que la précédente, la circulation et la calorification.

La galvanisation par les courants galvaniques interrompus parait avoir été utile, mais dans les cas moins anciens.

La galvanisation alternant avec la faradisation, procédé que l'on emploie quelquefois avec avantage au début de l'affection, peut être également utile, lorsque le malade est en voie de guérison.

La faradisation, faite pendant l'état électrotonique produit par la galvanisation, est un procédé que l'on peut employer dans les mêmes circonstances que celles qui précèdent.

c). Lorsque la contractilité faradique et la contractilité galvanique sont abolies (période de contracture, d'atrophie et de rétraction), chercher à combattre par la galvanisation, l'atrophie musculaire et même à produire des contractures, qui constituent une infirmité moindre que l'atrophie pure et simple.

Troisier.

Paralysie faciale des nouveau-nés. — Ne pas serrer les vêtements autour de la tête et du cou des enfants ; les coucher sur le dos, en plaçant à contre-jour l'œil qui reste toujours ouvert ; faire couler le lait dans la bouche, si l'enfant ne tette pas.

On pourrait employer un faible courant galvanique, ou faradique ; mais le plus souvent c'est inutile, et il faut mieux l'éviter.

PARALYSIE GÉNÉRALE.
A. Voisin.

I. Traitement interne. — Rejeter l'emploi de l'opium et de la morphine, en tant que base fondamentale du traitement.

L'arsenic, l'ergot de seigle, la digitale, le veratrum viride, le sulfate de quinine, le bromure de potassium, seul ou associé à l'iodure de potassium, tous agents de la médication antiphlogistique, doivent être employés, dès la période de début, dans la paralysie générale galopante aussi bien que dans la forme chronique classique. On doit y recourir dans une certaine mesure, même à la deuxième et à la troisième période de la maladie.

Le podophylle, les sulfates de magnésie et de soude, l'huile de ricin, sont les purgatifs les plus avantageux.

II. TRAITEMENT EXTERNE. — La saignée est indiquée formellement, chez les individus robustes, au début de la folie paralytique, surtout lorsqu'il existe des attaques apoplectiformes.

Des saignées peu abondantes mais souvent répétées, des sangsues à l'anus ou aux pieds, des sangsues aux apophyses mastoïdes sont quelquefois utiles dans les premiers temps.

Les émissions sanguines ne doivent pas être employées, ou du moins ne l'être qu'avec une grande réserve, à la deuxième et surtout à la troisième période de la paralysie générale.

Les vésicatoires sur la tête, les cautères à la nuque sont des moyens extrêmement utiles dans certains cas, ainsi que les bandes vésicantes le long de la colonne vertébrale.

Au début de la méningite spinale postérieure, qui annonce parfois le début de la paralysie générale, les cautères le long de la colonne vertébrale et le séton à la nuque sont d'excellents moyens.

III. TRAITEMENT PAR LES BAINS FROIDS. — Les bains froids paraissent agir : 1° comme antiphlogistiques ; 2° comme toniques ; 3° comme dérivatifs.

Ils donnent de bons résultats dans presque tous les cas de folie paralytique avec stupeur, lorsque le trouble mental consiste seulement dans un affaiblissement progressif des facultés intellectuelles.

Ils paraissent prévenir les poussées congestives et les attaques apoplectiques et convulsives. Ils sont très utiles pour empêcher les escarres.

Bains froids pendant les rémissions.

Bains froids après la disparition complète des phénomènes morbides.

Bains froids chez les fous paralytiques à la deuxième période.

Bains froids chez les fous paralytiques à la troisième période.

Ne pas conseiller les bains froids pendant les épo-
ques menstruelles; ne pas les employer quand on
n'est pas à même d'en bien surveiller l'administration, et quand le malade fait par trop de résistance.

Luys.

Instituer des soins hygiéniques réguliers. — On
donnera aux malades quelques distractions; on leur
fera faire, soit à pied, soit en voiture, quelques promenades, en ayant soin d'éviter la fatigue; on tâchera
de les intéresser, soit par la lecture et le dessin, soit
par la contemplation d'ouvrages à images, et par
quelques jeux de société n'exigeant pas une grande
contention d'esprit.

Dans leur habillement, il faudra les couvrir légère-
rement, pendant les périodes où la température est
élevée, en ayant soin, cependant, d'examiner s'ils
n'ont pas la peau des mains trop refroidie ou les pieds
froids. Dans ces conditions, même en été, il convient
de leur laisser les vêtements de laine, les cheveux devront être maintenus coupés court, la tête sera abritée
d'un chapeau de paille en été, et de préférence d'une
simple casquette molle en hiver. — On évitera de les
couvrir trop pendant la nuit; on évitera pareillement
les cravates et les cols de chemise trop serrés, surtout
pendant la nuit.

Surveiller avec sollicitude les soins de propreté, au
point de vue des ablutions. Lorsque le malade commence à devenir gâteux, on devra, le soir, l'envelopper
d'alèzes poudrées avec de l'amidon, inspecter fréquem-

ment la région fessière et se tenir en garde contre la formation des escarres.

Lorsque le temps le permettra, les douches d'eau froide, dirigées sur la région lombaire, ont une action légèrement excitante, qui suspend momentanément l'incontinence d'urine et permet de les tenir dans un bon état de propreté. A défaut de douches pendant l'hiver, des bains de siège tièdes arrivent à un bon résultat. C'est à ce moment qu'on pourra avoir recours au lit de varech.

Surveiller la température de la chambre et, dans les dernières périodes, ne jamais placer les malades en face d'un foyer en ignition, dans lequel ils peuvent tomber quelquefois et brûler leurs vêtements sans qu'on s'en aperçoive ; d'autre part, l'action de la chaleur rayonnante est susceptible d'entretenir un état congestif de la face.

Surveiller l'alimentation des paralytiques. Dans les premiers temps, la boulimie qui les tourmente, les porte à s'alimenter d'une façon gloutonne ; ils dévorent les aliments et ne se donnent pas la peine de mastiquer ; de là, quelquefois, des vomissements répétés, des troubles gastro-intestinaux, des accidents de suffocation immédiate par l'arrêt subit du bol alimentaire. A une période plus avancée, alors que les mouvements de mastication se font de plus en plus faiblement, donner des substances molles et faciles à passer : des omelettes, du riz cuit, des œufs, des viandes hachées, et éviter surtout toute espèce de poissons à cause des arêtes. Si l'on donne des fruits (pommes, poires), ils doivent être coupés par petits morceaux ou cuits en compotes.

Après chaque repas, faire de l'exercice, autant que possible, pour faciliter la digestion ; provoquer régulièrement les évacuations intestinales.

Surveiller l'état de la vessie au point de vue de la

rétention d'urine qui, quelquefois, peut survenir subitement et ne solliciter, chez le malade, aucune réaction douloureuse. Dans ces circonstances, pratiquer d'emblée le cathétérisme.

PARALYSIE INFANTILE.

Jules Simon.

Au début, employer les moyens externes; plus tard, associer les moyens externes à la médication interne.

I. TRAITEMENT EXTERNE. — *Période initiale*: 1° Révulsion légère sur le rachis, au niveau des racines des paires nerveuses paralysées; ventouses sèches, huile de croton mitigée, cataplasmes sinapisés et pansés antiseptiquement, en préférant les révulsifs les moins douloureux aux vésicatoires et aux pointes de feu;

2° Stimulation des fonctions cutanées : bains chauds ou bains de vapeur donnés dans le lit de l'enfant;

3° Sédation de l'excitation nerveuse par le chloral, l'aconit ou la ciguë.

Période d'état (deuxième semaine). On combinera l'électrothérapie avec l'emploi des toniques :

1° Galvanisation par les courants continus faibles (2 à 4 milliampères). Au bras, on appliquera la plaque positive par glissement sur l'épaule : la plaque négative sera plongée dans une cuvette pleine d'eau, où la main est immergée. La durée du bain n'excédera pas 8 à 10 minutes. On surveillera la plaque positive pour éviter les escarres.

2° Plus tard, faradisation, mais à doses faibles.

3° Massage modéré, frictions stimulantes avec :

Vin rouge du midi		100 gr.
Teinture de gentiane.	āā	25 —
— de romarin		
Ammoniaque liquide		10 —
Teinture de cantharides		X gouttes.

II. TRAITEMENT INTERNE. — Prendre, avant les deux repas principaux, soit I goutte de teinture de noix vomique, soit VIII à X gouttes de la mixture suivante :

Teinture de noix vomique........ 1 gr.
— de colombo....... } àà 4 —
— de cascarille ...... }

Après huit ou dix jours, et même avant, s'il survenait des accidents, établir le traitement arsenical à la dose quotidienne d'un demi à un milligramme d'arséniate de soude et ainsi de suite, en alternant.

Le traitement étant long, ne pas se décourager.

III. CONVALESCENCE. — Usage des bains sulfureux, des bains salés longtemps continués ou des bains de mer, de deux à trois minutes de durée.

Descroizilles.

I. TRAITEMENT EXTERNE. — Frictions avec les liniments suivants :

N° 1. Essence de romarin....... } àà 20 gr.
— de lavande........ }
— de citron .... 10 —
Alcool.................. 120 —

Mêlez.

N° 2. Ammoniaque........... } àà 40 gr.
Teinture de noix vomique... }

II. TRAITEMENT INTERNE. — Donner à l'intérieur :

Eau de menthe......... } àà 20 gr.
Essence de térébenthine. .. }
Julep gommeux.............. 100 —

1 à 3 cuillerées par jour.

PARALYSIE LABIO-GLOSSO-LARYNGÉE.

Dujardin Beaumetz.

Administrer la picrotoxine en granules d'un quart de milligramme; aller jusqu'à 3 et 4 milligrammes.

PARALYSIE DES NERFS MOTEURS DE L'ŒIL.

Panas.

I. Traitement électrique. — Choisir les points d'émergence des filets sensitifs de la cinquième paire pour provoquer des réflexes utiles.

II. Traitement prothétique ou chirurgical. — Employer les verres prismatiques. Les prismes sont trop lourds s'ils sont gros : alors on met devant les deux yeux des verres prismatiques qui, par leur double action, corrigent la vue anormale.

Contre la paralysie d'un muscle, ne dépassant pas 3 millimètres, pratiquer la ténotomie simple de l'antagoniste.

Si la déviation est plus grande, y ajouter la suture conjonctivale de Critchett ou l'avancement du tendon du muscle parétique. Ne pas faire l'opération, s'il n'y a pas de diplopie. Pour certains muscles, il vaut mieux opérer le congénère du côté sain.

PARALYSIE SPINALE SPASMODIQUE.

Pierre Marie.

Combattre les déformations : un massage régulier, employé avec persévérance et douceur, consistant surtout en mouvements passifs est, à cet égard, fort utile.

Exceptionnellement, certaines opérations chirurgicales, ténotomies et plus rarement opérations osseuses, peuvent se trouver indiquées.

Les bains tièdes, suivis de frictions à l'eau froide sur la colonne vertébrale, l'électrisation de la moelle par des courants continus faibles et prolongés semblent également recommandés.

La faradisation doit être évitée en raison des contractions tétaniques qu'elle peut produire.

PIED TABÉTIQUE.

Hayem.

Les ressources de la thérapeutique sont restreintes et l'on assiste presque désarmé à l'évolution du pied tabétique, tandis qu ; la sclérose des cordons postérieurs de la moelle poursuit progressivement sa marche envahissante.

Les nombreuses médications que l'on a tour à tour préconisées pour la cure du tabes dorsal n'ont pas encore eu raison de cette redoutable affection.

Les frictions avec les pommades excitantes, avec l'onguent mercuriel, et la pommade à l'iodure de potassium ne donnent aucun résultat.

L'iodure de potassium, le nitrate d'argent, l'essence de térébenthine, le phosphore ont été employés tour à tour, ainsi que l'hydrothérapie et l'électricité, qui sont en réalité les meilleurs moyens de traitement. Quelques-uns de ces remèdes ont produit une amélioration passagère, un temps d'arrêt dans la marche des accidents, mais aucun n'a amené de guérison complète.

Guérir la maladie primitive serait le véritable moyen d'amener la disparition du pied tabétique, mais les altérations nerveuses sont tout aussi rebelles que le pied tabétique lui-même à l'action de nos agents thérapeutiques.

POLYNÉVRITE AIGUE INFECTIEUSE.

H. Rendu.

I. TRAITEMENT LOCAL. — Aux premières périodes du mal, se comporter comme s'il s'agissait d'une myélite diffuse, et que les troubles paralytiques dépendissent d'une lésion primitivement spinale.

Conseiller, au début, une révulsion active du rachis avec une série de ventouses scarifiées, répétées deux ou trois jours de suite. En général, les malades éprouvent un réel soulagement de cette pratique, et parfois même voient disparaître les phénomènes paralytiques, quand le traitement est appliqué de bonne heure.

Plus tard, l'indication des révulsifs se pose moins nettement; cependant, il peut être utile d'entretenir une irritation persistante au voisinage du renflement lombaire, au moyen de cautères posés le long du rachis.

II. TRAITEMENT ÉLECTRIQUE. — Il doit être également manié avec une extrême prudence. Il est sans doute rationnel, théoriquement, d'empêcher la fibre musculaire de se détruire et l'on doit désirer le le réveil de la contractilité faradique : mais l'usage prématuré et intempestif de la faradisation exaspère en pareil cas les troubles fonctionnels et aggrave les lésions dégénératives des nerfs ou, du moins, entrave le travail de réparation qui commence à s'y produire. Il ne faut donc pas se hâter d'électriser les malades atteints de polynévrite; on ne doit le faire que quand toute douleur spontanée a cessé, qu'il n'y a pas de crampes, ni de névralgies dans la continuité des muscles paralysés : encore faut-il se garder d'employer les courants interrompus qui donnent des secousses musculaires répétées : les courants continus faibles, graduellement augmentés d'intensité au bout de quelques séances, sont seuls utiles.

III. TRAITEMENT MÉDICAL. — Il est purement symptomatique.

Un peu d'opium ou de bromure de potassium, si les phénomènes douloureux ou les spasmes fonctionnels dominent ;

De l'ergotine et de la noix vomique, à la période d'état de la maladie, quand la paralysie est complète;

Peut-être du phosphure de zinc à petites doses, pour favoriser la réparation des nerfs dégénérés.

IV. RÉGIME. — La polynévrite guérit seule, quand elle guérit; il faut par conséquent placer les malades dans les meilleures conditions d'hygiène et d'alimentation pour leur permettre de ne pas trop se dénourrir pendant le temps nécessaire à la réparation des nerfs et du système musculaire.

Le massage, pratiqué avec intelligence et persévérance, rend dans cette phase de la maladie de véritables services.

POLYURIE NERVEUSE.

Dejerine.

I. TRAITEMENT PAR LA SUGGESTION. — Essayer l'hypnotisme d'une façon méthodique, et, pendant le sommeil hypnotique, suggérer au malade que la quantité de ses urines a diminué.

Si cette méthode de traitement est insuffisante, il faut recourir à d'autres moyens.

II. TRAITEMENT MÉDICAL. — Donner des toniques, des douches froides, calmer le système nerveux à l'aide de la valériane, de la belladone, ou plutôt du bromure de potassium.

III. Hygiène. — Soustraire le malade aux fatigues intellectuelles ou psychiques, le changer de milieu.

Régime approprié et massage.

PSYCHOPATHIES URINAIRES.

Félix Guyon.

Se servir de solutions de 5 à 10 0/0, introduites dans l'urèthre à l'aide d'un instillateur, à raison d'une vingtaine de gouttes dans l'urèthre postérieur, de quelques gouttes au passage même de la portion membraneuse, et, selon les cas, d'une quantité plus ou moins grande de gouttes dans l'urèthre antérieur. Maintenir la solution en contact avec la muqueuse, en serrant légèrement le méat après la sortie de l'instillateur.

RÉTRACTIONS MUSCULAIRES SUCCÉDANT AUX CONTRACTURES SPASMODIQUES.

Terrillon.

Lorsque, à la contracture spasmodique de certains muscles, succède un état nouveau qui est la rétraction indélébile, le muscle a conservé presque intégralement ses propriétés et ne demande pour entrer en jeu qu'à pouvoir se contracter. Par conséquent, si on sectionne ce muscle et si on mobilise l'articulation, la fonction se reproduira et bientôt l'organe reprendra sa vigueur normale.

Dans cette maladie, les mouvements sont gênés non seulement par la rétraction musculaire qui entretient l'attitude vicieuse et contre laquelle il n'y a pas de remède médical, mais aussi par des lésions articulaires ou péri-articulaires.

Ces lésions articulaires paraissent dues principalement à un épaississement des capsules et du tissu fibreux périphérique. Or, il suffit de violenter ces parties indurées, de les tirailler, de les assouplir par des massages ou des mouvements forcés, pour rétablir complètement leur souplesse et par suite la mobilisation de la jointure.

Le traitement chirurgical se résume donc en ces deux formules : section du muscle contracturé, mobilisation de l'articulation.

La première de ces deux manœuvres, la section, portant sur les tendons du muscle ou sur ses attaches osseuses, suffit pour faire disparaître l'attitude vicieuse et rendre à l'articulation ses mouvements. Par l'exercice méthodique et l'électrisation appliquée avec une grande prudence, les muscles retrouveront leur vigueur normale.

SATURNISME.

Constantin Paul.

Paralysie saturnine. — I. TRAITEMENT INTERNE. — Prescrire l'iodure de potassium.

II. TRAITEMENT EXTERNE. — Bains sulfureux. Électricité avec courants continus.

Troisier.

Paralysie saturnine. — D'une manière générale, deux grandes indications se présentent: *évacuer le plomb*; *combattre les symptômes généraux.*

LEFERT. — Système nerveux. 13

1° *Évacuer le plomb*. — La première de ces indications est bien remplie par le traitement de la Charité, dont les formules, quoique vieilles, sont encore employées.

Pour évacuer le poison, on s'adresse d'abord aux purgatifs, surtout aux drastiques, puis on cherche à favoriser l'élimination par divers moyens. Les sudorifiques rendent ici des services : mais un médicament précieux dans ce cas est l'iodure de potassium. Par lui, le plomb fixé dans les tissus est rendu soluble, c'est-à-dire susceptible d'être éliminé par les divers émonctoires naturels. Il doit cependant être employé avec modération, à petites doses : 50 centigrammes à 1 gramme au début ; car, pris à hautes doses, il pourrait rejeter dans la circulation de trop grandes quantités de poison à la fois et causer de graves accidents.

Une autre méthode consiste à rendre le plomb insoluble, c'est-à-dire inoffensif ; on y arrive par l'administration des sulfureux intus et extra (soufre, eaux sulfureuses, miel soufré, bains sulfureux, etc...).

Ces deux méthodes peuvent être employées en même temps avec avantage.

2° *Combattre les symptômes généraux*. — Les symptômes de dénutrition sont combattus par les toniques, les amers, les ferrugineux.

On hâtera le retour des mouvements par l'emploi de la strychnine et par l'électrisation ; les courants continus ou interrompus peuvent être employés par séances courtes et répétées.

SATYRIASIS.

Dujardin-Beaumetz.

Eau de laitue. . . . . 200 gr.
Sirop de nymphæa . . . . 40 —

Teinture de digitale . . . . $\Big\{$ āā 1 gr.
Lupulin. . . . .
Bromure de sodium . . . .   4 —

M. S. A. — Une cuillerée à soupe d'heure en heure.

SCLÉROSE.

Charcot.

Sclérose en plaques. — Le chlorure d'or et le phosphure de zinc paraissent exaspérer les symptômes.

La strychnine et le nitrate d'argent ont quelquefois fait cesser le tremblement; mais leur influence a toujours été temporaire.

Une contre-indication formelle à l'emploi du nitrate d'argent serait l'existence de la contracture permanente, et surtout de l'épilepsie spinale : l'emploi du nitrate d'argent aurait, en effet, presque à coup sûr, pour résultat d'exaspérer ces symptômes.

L'hydrothérapie, dans un cas, paraît avoir produit un amendement passager; dans un autre, par contre, elle a complètement échoué.

L'arsenic, la belladone, le seigle ergoté, le bromure de potassium ont été également administrés sans avantages marqués.

J'en dirai autant de l'application de la faradisation et de l'emploi des courants continus.

Sclérose latérale amyotrophique. — On devra, au début de la maladie surtout, s'abstenir de tous procédés excitants et surtout ne pas songer à l'électricité.

L'hydrothérapie produira également au début une trop forte excitation et pourra augmenter ou hâter la contracture.

Il en est de même du seigle ergoté.

Il semble qu'on retire de meilleurs effets des révulsifs, appliqués sur la colonne vertébrale, des affusions d'eau chaude au même niveau, des bains tièdes assez souvent répétés, de l'iodure et du bromure de potassium.

Le phosphure de zinc a paru, dans quelques cas, produire une légère amélioration.

Le nitrate d'argent, les divers alcaloïdes produisent peu ou point d'effet.

Plus tard, à la dernière période, quand l'atrophie aura fait disparaître la contracture, la faradisation pourra peut être rendre quelques services. Elle semble être d'un emploi utile dans les phénomènes bulbaires, à toutes les périodes. On pourra, sans s'adresser à la maladie elle-même, chercher à calmer les symptômes par des moyens appropriés.

Le chloral a assez facilement raison de l'insomnie. Quelquefois la valériane suffit.

En somme, nous sommes absolument désarmés, et nous ne pouvons guère songer qu'aux palliatifs. S'ils peuvent avoir raison des phénomènes douloureux, on a le droit de se montrer satisfait.

Peter.

Sclérose de la moelle. — Employer la révulsion, dans la thérapeutique des affections aiguës de la moelle épinière; bien des scléroses pourraient être enrayées si, dès leur début, alors que la sclérose n'est pas constituée et que l'affection en est encore à la période d'inflammation congestive, on leur opposait un traitement dérivatif énergique.

Dujardin-Beaumetz.

Sclérose de la moelle. — Appliquer la thérapeutique révulsive.

Pierre Marie.

Sclérose en plaques. — Cette affection présente une tendance spontanée vers les rémissions, vers la rétrocession même ; cette tendance, nous pouvons peut-être la favoriser, dans une certaine mesure, par l'usage de médicaments qui s'adresseront, d'une part, à l'élément « sclérose », d'autre part, à l'élément « infection ». Etant donné les services que rendent, dans les scléroses vasculaires, les iodures de potassium ou de sodium, on peut les employer à petite dose, mais d'une façon continue.

Quant à la seconde indication, elle est plus difficile encore à remplir, et le moins mauvais des médicaments ést peut-être encore le mercure ; le prescrire pendant quelque temps avec prudence, sous la forme la mieux appropriée à l'état du malade. Ne pas donner ce médicament comme un antisyphilitique, puisque la syphilis semble ne jouer dans l'étiologie de la sclérose en plaques vraies qu'un rôle nul ou très effacé. C'est seulement comme agent anti-infectieux général qu'il faut y avoir recours ; les autres antiseptiques internes pourront être essayés également.

Peut-être, par l'emploi de quelque substance du même ordre que les vaccins de Pasteur ou la lymphe de Koch, arrivera-t-on à enrayer un jour, d'une façon absolue, l'évolution de la sclérose en plaques.

Richardière.

Sclérose cérébrale des enfants. — Le traitement des scléroses cérébrales primitives variera nécessairement suivant la période en présence de laquelle on se trouvera.

Institué au début, il pourra être efficace. Plus tard, il devra se borner à remédier à quelques-unes des lésions secondaires.

Si l'on est appelé au début, alors qu'il existe une lésion conjonctive en voie d'évolution, contre laquelle nous ne sommes pas absolument désarmés, on pourra, à l'avantage du petit malade, essayer les divers révulsifs dont dispose l'arsenal thérapeutique.

On pourra appliquer des sangsues derrière les oreilles, mettre un vésicatoire à la nuque; mais, vu la tendance de la lésion à la chronicité, nous croyons que l'application d'un séton ou d'un cautère sera encore plus indiquée.

L'observation personnelle nous manque d'ailleurs pour apprécier ces divers agents thérapeutiques.

On se trouvera également bien de l'administration du bromure de potassium et du chloral, en vue de diminuer la fréquence et la violence des accès convulsifs.

Dans la deuxième période, alors qu'il existe des lésions irrémédiables, le traitement sera purement symptomatique.

On cherchera à empêcher l'atrophie des membres par l'application de courants continus ou interrompus, mais il faudra en surveiller rigoureusement l'emploi et les cesser dès qu'on s'apercevra qu'ils ont pu déterminer le retour des accès convulsifs.

On combattra aussi l'atrophie des membres par les massages, les frictions stimulantes répétées.

S'il existe des symptômes d'irritation cérébrale, l'emploi des antispasmodiques sera encore indiqué et, si les circonstances le permettent, on prescrira un ou plusieurs séjours aux bains de Bagnères-de-Bigorre, dont le docteur J. Simon recommande vivement l'emploi en pareille circonstance. Quelques-uns de ses petits malades se sont merveilleusement trouvés d'une semblable cure thermale.

En tout cas, on proscrira les bains de mer, nuisibles par leur stimulation excessive.

SPERMATORRHÉE.

Germain Sée.

Si la spermatorrhée est la suite d'onanisme, prescrire :

1º Chaque jour, 1 à 2 grammes d'iodure de potassium, mélangé avec du sirop de rhubarbe ;

2º Chaque jour, 7 à 10 centigrammes d'extrait alcoolique de digitale, associé avec le double de sulfate de quinine ;

3º Lavement laxatif quotidien ;

4º Douches sulfureuses, chaudes au début ; puis hydrothérapie froide ;

5º Régime substantiel (viandes, fécules) ;

6º Exercice modéré, mais régulier, notamment gymnastique et natation.

SUGGESTION ET HYPNOTISME.

Charcot.

Un des éléments les plus importants de réussite dans l'application de la suggestion, c'est que le trouble qu'elle a pour but de faire disparaître ne soit pas ancien. Plus ce trouble est récent, plus la suggestion aura d'empire sur lui ; plus, au contraire, il sera enraciné, et, plus l'action suggestive sera incertaine et aura besoin d'être renouvelée. C'est ce qui fait que chez les vieilles hystériques, il soit si facile de faire disparaître une surdité, une amaurose, un mutisme de cause récente, alors que les accidents plus anciennement installés, comme l'attaque convulsive, l'attaque délirante, sont si tenaces et parfois si réfractaires à la suggestion.

C'est ce qui se vérifie chaque jour, à propos des *contractures hystériques*.

Les contractures spontanées ne diffèrent en rien de celles qu'on peut provoquer par suggestion hypnotique, si ce n'est qu'elles sont plus durables et souvent inaccessibles à tous les moyens thérapeutiques. Cette particularité résulte de ce que les contractures artificielles sont traitées et guéries presqu'aussitôt qu'elles ont été produites, tandis que les contractures spontanées ne sont combattues que tardivement, alors qu'elles ont pris droit de domicile et qu'il s'est constitué une sorte d'accoutumance.

Je ne connais pas de fait contraire à cette opinion, en faveur de laquelle je puis alléguer que, dans notre service où, à la suite d'accès convulsifs, de chutes, les contractures naissent fréquemment, nous ne les voyons jamais persister, par la simple raison qu'elles sont combattues à l'état naissant, aussitôt qu'elles apparaissent.

A. Voisin.

Suggestion dans les maladies mentales. — Nous ne nous demandons plus s'il serait possible de tirer parti de la suggestion chez les aliénées hypnotisables, pour amener du calme, diminuer l'excitation psycho-sensorielle, donner une direction meilleure au cours des idées.

Nous affirmons nettement l'efficacité curative du nouveau procédé; nous nous rappelons avec quelle rapidité merveilleuse nous avons, en deux ou trois séances, guéri des affections mentales presque désespérées.

Il serait heureux pour les aliénées, qu'elles fussent toutes hypnotisables.

Ayant pris l'habitude d'essayer l'hypnotisme sur toutes les aliénées qui entrent dans le service, nous arrivons à en hypnotiser à peu près 10 0/0, et nous espérons arriver à un chiffre plus élevé, en multipliant et perfectionnant les procédés.

Il faut appliquer cette méthode avec une persévérance qui n'est peut-être pas à la portée de tous : il ne faut pas se dissimuler qu'il est nécessaire d'user d'une grande patience et de donner à ce traitement beaucoup de temps.

J'ai dû rester, auprès de plusieurs malades, pendant 2 ou 3 heures avant de réussir à les endormir. Il faut varier les procédés d'hypnotisme et recommencer fréquemment jusqu'à dix-huit et vingt fois les séances, avant de renoncer au suès.

Luys.

Fascination produisant l'anesthésie obstétricale. — Le procédé de fascination par les *miroirs rotatifs* donne des résultats heureux.

L'anesthésie ainsi obtenue est non seulement bienfaisante en elle-même, en ce sens que, comme le chloroforme, elle supprime les douleurs du travail, mais encore elle est sans danger pour la mère et pour l'enfant, et incapable de produire les accidents terrifiants que l'on a à redouter avec cet anesthésique.

13.

Dejerine.

L'action thérapeutique de la suggestion est très puissante.

La suggestion à l'état de veille suffit dans bien des cas, et il est plus d'une méthode de traitement dans laquelle l'élément suggestif joue le rôle principal, unique même parfois.

La suggestion hypnotique rend aussi des services considérables, et compte déjà à son actif des succès nombreux et extrêmement remarquables.

Quant aux dangers qui peuvent résulter de l'emploi de l'hypnotisme en thérapeutique, j'avoue que, pour ma part, je ne les ai jamais constatés, bien que l'ayant employé déjà un grand nombre de fois. Dans le domaine expérimental, comme dans celui de la thérapeutique, l'hypnotisme est inoffensif, lorsqu'il est manié par des personnes compétentes.

Auvard.

Suggestion et hypnotisme en obstétrique.

1° L'hypnotisme est susceptible d'être provoqué pendant l'accouchement, mais d'habitude avec plus de difficulté qu'à l'état normal;

2° Pendant le travail, l'hypnotisme peut vraisemblablement exister sous toutes ses formes : catalepsie, léthargie, somnambulisme; toutefois, nous n'avons pas trouvé d'observation de catalepsie qui ait été nettement signalée;

3° L'avantage de l'hypnotisation pendant l'accouchement est d'amener l'anesthésie. La suppression de la douleur pourra être obtenue, soit par simple léthargie, soit par le somnambulisme soit sans suggestion;

4° L'insensibilité est loin d'être le résultat constant

de l'hypnose provoquée pendant la parturition. A côté des cas où le succès a été complet ou à peu près, il y en a d'autres où on a totalement échoué et d'autres enfin où le succès a été partiel;

5° Les insuccès sont dus, soit à ce que la suggestion est mal ou incomplètement acceptée, soit à ce que la douleur utérine fait passer de l'état léthargique ou de l'état somnambulique à l'état de veille. En d'autres termes, la contraction utérine douloureuse est une cause continuelle de réveil, contre laquelle ne peuvent efficacement lutter les moyens qu'on emploie d'habitude pour provoquer l'hypnotisme. Dans cette lutte entre l'utérus et l'hypnotiseur, la victoire reste souvent à l'utérus, surtout pendant la période d'expulsion;

6° Certaines femmes, accouchant en souffrant dans l'état second, ne se rappellent plus leur douleur dans l'état premier; on peut conclure à tort de cette absence de mémoire au succès de l'hypnotisme comme anesthésique;

7° L'hypnotisme ne paraît pas avoir d'influence nette sur la marche du travail, si ce n'est peut-être un certain ralentissement dans les contractions utérines;

8° Comme l'hypnotisme n'est qu'un anesthésique inconstant, incomplet d'habitude et dont nous avons constaté les inconvénients; comme, d'autre part, nous possédons dans le chloroforme, le chloral, des moyens bien plus sûrs, on ne peut conseiller son emploi dans la pratique obstétricale qu'à titre tout à fait exceptionnel;

9° Cependant, sans entraînement préalable (cas relativement rare chez les sujets très facilement hypnotisables), il nous semble qu'on pourra, sans grand inconvénient, provoquer le somnambulisme ou même la léthargie pendant la dilatation du col; mais, pendant la période d'expulsion, on laissera l'hypnotisme de côté et la parturiente, ramenée à son état normal, sera soumise, s'il y a lieu, aux anesthésiques ordinaires : au ch oroforme, par exemple, donné à dose obstétricale ;

10° A côté de l'hypnotisme véritable, il y a la suggestion à l'état de veille, l'emploi du pseudo-chloroforme ou autres moyens semblables, qui, chez les esprits facilement impressionnables, pourront atténuer les douleurs. L'emploi de cette méthode est à conseiller, car ses inconvénients sont nuls et ses avantages souvent réels.

SYNCOPE.

Dujardin-Beaumetz.

Prescrire :

N° 1. Ammoniaque. . . . . XII gouttes.
      Sirop d'éther . . . . 120 gr.

Une cuillerée à soupe.

N° 2. Liqueur d'Hoffmann . . . . X à XV gouttes.
      Eau. . . . . 1 verre à madère.

Constantin Paul.

Il faut avant tout mettre le malade dans le décubitus horizontal, ce qui atténue l'anémie cérébrale.

On facilitera la respiration, en faisant arriver de l'air frais, en ouvrant les fenêtres, en supprimant tous les liens circulaires : cravates, corsets, ceintures.

On fera des frictions au creux épigastique, aux mains, aux pieds.

Les inhalations seront aussi très utiles.

On fera respirer de l'acide acétique; notons à ce sujet que les sels anglais sont composés d'acide acétique, mélangé à du sulfate de potasse, sel inattaquable par cet acide et servant seulement à augmenter la surface d'évaporation.

L'ammoniaque pourra aussi être utilisé.

Le nitrite d'amyle est un médicament très précieux, qui peut rendre, dans ces cas, les plus grands services.

Le nitrite d'amyle est très volatil; aussi est-il bon d'utiliser les ampoules de Boissy, petites capsules de verre effilées aux deux extrémités, que l'on brise au moment de s'en servir.

Si l'on en verse quelques gouttes sur la paume de la main, on perçoit, en même temps que l'odeur, une sensation de fraîcheur caractéristique; on éprouve un sentiment de plénitude dans la tête; le visage devient turgescent; les carotides battent avec force; le pouls est accéléré. Chose remarquable, ces phénomènes sont limités à la tète exclusivement. Au bout de quatre ou cinq minutes environ, cette excitation diminue, et, au bout de dix minutes au plus, tout a disparu.

D'autres produits sont encore des excitants de la circulation cérébrale : l'éther, l'eau de Cologne et l'eau de la reine de Hongrie, l'esprit de romarin composé, qui n'est plus guère employé aujourd'hui.

On a préconisé aussi les injections sous-cutanées d'éther et de caféine.

Enfin l'électricité est utilisée avec avantage dans les cas de syncope chloroformique. On pourra l'utiliser de plusieurs façons. On peut électriser le nerf phrénique, en mettant le pôle négatif de l'appareil à courants continus le plus près possible du nerf phrénique, au cou, entre la saillie du sternomastoïdien et celle du scalène, et le pôle négatif à l'épigastre.

Onimus a proposé un courant ascendant; il suffit de placer le pôle négatif dans la bouche, et le pôle positif dans le rectum ; ou bien, ainsi que le font depuis longtemps les physiologistes sur les animaux, on fait passer le courant entre ces deux points, en déterminant des interruptions rythmiques.

On pourra utiliser la méthode de galvanisation unipolaire de Remak, en mettant le pôle négatif sur la région cardiaque, et le pôle positif en un autre point du corps.

On pourrait essayer aussi l'électro-puncture du cœur.

Enfin, un procédé qui parait devoir rendre de grands services en pareil cas, c'est celui du docteur Laborde, qui consiste dans des tractions rythmiques de la langue.

SYPHILIS DU SYSTÈME NERVEUX.

Charcot.

Dans les formes graves, l'administration immédiate de doses élevées peut triompher rapidement là où l'action prolongée de doses moyennes est insuffisante ; il faut donc procéder par attaques de vive force et chercher à brusquer le dénouement.

Faire des frictions, chaque jour, avec 5 ou 6 grammes d'onguent napolitain ; en même temps, l'iodure de potassium est administré à la dose de 6 à 8 ou 10 grammes par vingt-quatre heures, en partie par la bouche, en partie en lavement.

Ce traitement est maintenu, autant que possible, dans toute sa rigueur pendant vingt-huit jours environ, suspendu ensuite complètement pendant quelques jours, rétabli de nouveau de la même façon, et ainsi de suite à trois ou quatre reprises.

A. Fournier.

Syphilis cérébrale. — Le traitement mixte est formellement indiqué.

Prescrire l'iodure de potassium à la dose de 5 gr, par jour.

Chaque jour, faire une friction, pendant 15 minutes avec 5, 8 et 10 grammes d'onguent napolitain, laissé à demeure pour la nuit.

Ce traitement est prolongé pendant toute la durée des accidents cérébraux ; seulement, au bout de 6 à 8 semaines, on le suspend pendant quelques jours ; puis on ne fait que des frictions pendant 20 jours environ. On cesse les frictions pour administrer exclusivement l'iodure de potassium à l'intérieur.

Ainsi de suite, en alternant les deux modes de traitement, afin d'empêcher l'accoutumance, qui en diminuerait l'efficacité.

Bains tièdes, électrisation et pointes de feu sur la colonne vertébrale.

Après la disparition des manifestations cérébrales syphilitiques, on reprend plusieurs fois le traitement, pour prévenir les récidives.

Enfin, on recommande d'éviter à l'avenir :

1° Les excès vénériens ;

2° La fatigue intellectuelle ;

3° Les excès alcooliques ;

4° Tous les genres de fatigue qui peuvent provoquer du côté des centres nerveux des phénomènes congestifs.

Syphilis de la moelle. — Le traitement ne saurait être que palliatif, si le tabes est assez avancé, car le repos ne sera plus suffisant lorsque les lésions seront devenues profondes ; souvent même on sera obligé d'avoir recours au traitement chirurgical qui lui-même ne mettra pas toujours le malade à l'abri des récidives.

Le meilleur traitement sera celui de la maladie nerveuse centrale.

Si l'on est assez heureux pour traiter l'affection au début et que le tabes soit spécifique, car plus encore que la syphilis du cerveau, la syphilis de la moelle n'est accessible à l'action du traitement spécifique qu'à une période jeune, voisine de son début, on aura des chances d'amélioration et peut-être même de guérison.

Nos agents spécifiques, si merveilleux qu'il nous plaise de le supposer, n'ont pas pour effet de guérir ce une qui n'existe plus, de reconstituer un organe anéanti, lésion accomplie, de nature irrémédiable. Pour être utile, il faut arriver de bonne heure, à temps, c'est-à-dire avant la destruction des cordons postérieurs. En d'autres termes, le tabes spécifique n'est accessible au traitement antisyphilitique que dans ses étapes initiales.

Il faudra alors agir énergiquement et employer l'iodure de potassium et le sublimé à hautes doses et cela pendant un temps fort long.

Avec ou sans le traitement spécifique, suivant les cas, les courants continus employés avec méthode, le nitrate d'argent, les révulsifs, etc., ont donné quelquefois des résultats inespérés.

Gommes de l'encéphale. Voyez p. 102.

E. Besnier.

Syphilis cérébrale. — Tous les jours, à l'intérieur, 5 grammes d'iodure de potassium et, à l'extérieur, frictions avec 8 grammes d'onguent napolitain.

Contre les rechutes, fuir les excès vénériens et alcooliques, les fatigues intellectuelles et toutes causes d'excitation encéphalo-congestive.

Injections hypodermiques :

Eau distillée.	30 gr.
Oxyde jaune de mercure.	1 —
Gomme adragante	Q. S.

M. S. A. Pour quatre injections.

SYRINGOMYÉLIE.

Charcot.

Malgré la gravité du pronostic, il ne faut pas négliger le traitement qui peut enrayer pendant quelque temps les progrès de la maladie.

Il consiste en hydrothérapie et en une révulsion locale énergique, le long de la colonne vertébrale.

Employer les toniques, les iodures.

TABES DORSAL.

Charcot.

Tabes dorsal spasmodique. — Le tabes spasmodique, une fois constitué, peut-il rétrograder spontanément, ou encore sa marche peut-elle être enrayée par l'action des moyens thérapeutiques? Je l'ignore. Relativement au dernier point, les tentatives que j'ai faites, même dans des cas où le mal n'avait pas atteint son plus haut degré de développement, se sont montrées jusqu'ici peu efficaces.

L'hydrothérapie méthodique, longtemps prolongée, qui, dans certaines formes de l'ataxie, amène parfois de si heureux résultats, l'application répétée de pointes de feu le long de la colonne vertébrale et l'emploi des courants continus n'ont abouti, quant à présent, qu'à produire un amendement temporaire.

L'emploi des bromures de potassium, de sodium ou d'ammonium, administrés ensemble ou isolément, a pour effet à peu près certain de diminuer ou de faire cesser même complètement la trépidation et la contracture. Mais les doses ont toujours dû être portées très loin pour obtenir ce résultat qui, d'ailleurs, ne s'est jamais maintenu plus de quelques jours après la cessation de l'emploi du médicament.

F. Raymond.

Tabes dorsal spasmodique. — Pour calmer les douleurs fulgurantes, on a recours aux injections hypodermiques de morphine.

On peut essayer aussi d'associer l'atropine à la morphine, ce qui permet d'obtenir des effets alnagésiants, avec des doses de morphine et d'atropine beaucoup plus faibles que si chacun des alcaloïdes était employé isolément.

En cas d'insuffisance des injections sous-cutanées, on administre momentanément le chloral, puis les bromures de potassium, de sodium, de calcium, le salicylate de soude, le bromhydrate de quinine.

L'électricité et le cautère actuel peuvent aussi être essayés, pour atténuer momentanément les douleurs fulgurantes.

L'iodure de potassium à l'intérieur, les frictions avec un liniment de chloroforme, les bains sulfureux réussissent quelquefois à produire le même résultat.

Enfin on obtient, dans certains cas, des effets avantageux, au moyen de sacs en caoutchouc remplis de glace ou d'une eau à température convenable, que l'on maintient appliqués sur la colonne vertébrale.

Tabes dorsal syphilitique. — Les médications diverses, autres que la médication spécifique, sont aussi favorables sinon supérieures à elle(1).

TERREURS NOCTURNES.

A. Ollivier.

Les enfants qui sont atteints de frayeurs sont des nerveux; les traiter comme tels.

Ne pas prescrire d'emblée des douches et des lotions froides, car elles excitent. Avoir recours aux bains tièdes quotidiens, avec l'infusion de tilleul, de dix, vingt et même trente minutes.

Prescrire les sédatifs ordinaires du système nerveux; les bromures de potassium ou de sodium, en solution, aux doses de 50 centigrammes à 2 grammes par jour, suivant l'âge du malade.

La valériane et les préparations qui en dérivent, le chloral et l'antipyrine, peuvent également rendre service.

L'opium ne vaut rien.

Le sulfonal, à la dose de 12 à 25 centigrammes, administré une à deux heures avant le coucher, est un bon moyen.

Ne pas permettre une alimentation de nature à trop exciter le plexus solaire, dans la crainte que celui-ci, par réflectivité, n'ébranle le cerveau.

Huchard.

Hydrolat de tilleul.	40 gr.
Sirop de fleurs d'oranger.	20 —
Uréthane.	50 centigr.

A donner par cuillerée à bouche, d'heure en heure.

1. Voyez en outre *Ataxie*.

Descroizilles.

Bromure de potassium	1 gr.
Sirop de chloral	30 —
Eau de tilleul	90 —

Par cuillerée à café.

Variot.

Chez des enfants très nerveux, si les crises se répètent et persistent, administrer de grands bains tièdes, avec de la décoction de tilleul.

Prescrire à faible dose le bromure de potassium, qui est un bon calmant; n'en pas prolonger l'usage, sans de sérieuses raisons.

TÉTANIE.

Charcot.

Tétanie des gens sains ou tétanie essentielle. —L'hydrothérapie, les bains tièdes doivent être employés avec la plus grande réserve.

Après les applications belladonées et les liniments au chloroforme, lorsque, pendant les crises, tout a échoué pour calmer les douleurs atroces de la crampe, les injections de morphine, seules, donnent un résultat appréciable.

A l'intérieur, donner les préparations à base d'opium, de belladone.

Le bromure, le chloral, les préparations à base de zinc ne donnent aucun soulagement.

Jules Simon.

Tétanie des enfants. — Rejeter l'électricité et la strychnine comme excitants de la moelle.

Employer les liniments belladonés, opiacés ou chloroformisés à l'extérieur ; les préparations d'opium ou de belladone à l'intérieur.

Pierre Marie.

Tétanie essentielle. — Il ne servirait à rien de vouloir agir directement sur la moelle, puisqu'en réalité celle-ci n'est pas en jeu ; donc trève aux cautères, vésicatoires, pointes de feu et autres révulsifs aussi pénibles qu'inutiles dans le cas présent.

Quoi que l'on ait tenté, on ne parviendra pas à faire que le développement du faisceau pyramidal soit normal.

Mais ce que l'on peut obtenir, c'est que, dans ce faisceau pyramidal incomplet, celles des fibres qui ont eu une évolution à peu près régulière, parviennent à assurer un fonctionnement suffisant des extrémités.

Pour cela, recourir à une éducation méthodique des membres : la gymnastique, le massage, les mouvements passifs, avec ou sans ténotomie préventive, seront les principaux auxiliaires.

TICS.

Germain Sée.

Tics douloureux de la face. — Prescrire l'usage journalier de 5 grammes d'antipyrine, et employer, sous forme d'injections sous-cutanées, la solution suivante :

Antipyrine	50 centigr.
Eau distillée	75 —

Si on veut agir plus énergiquement, on ajoute 1 centigramme de cocaïne, à chaque seringue de Pravaz renfermant parties égales d'eau et d'antipyrine.

Bourneville.

Les grands tics coordonnés complexes ont lieu chez des idiots très arriérés ; aussi ne peut-on songer à les faire disparaître.

Mais on peut toujours espérer améliorer, modifier les tics, même chez les enfants les plus idiots. En se servant comme adjuvants de l'hydrothérapie et d'une médication reconstituante, le traitement pédagogique donne presque constamment les meilleurs résultats.

Nous en avons la preuve dans la section des enfants à Bicêtre, où l'on s'est efforcé de mettre en pratique la remarquable méthode de Seguin.

Par la gymnastique, par les divers procédés employés pour éveiller leurs sens et les perfectionner, en un mot par l'éducation, qui, donnée avec douceur et bienveillance, développe, petit à petit, les facultés intellectuelles et la volonté, en mettant en œuvre un dévouement sans bornes et une patience infinie, les maîtres d'école, les maîtres d'atelier, les surveillants et les infirmières de Bicêtre obtiennent tous les jours des résultats inespérés ; c'est à leur zèle et à l'application d'une bonne méthode pédagogique, plutôt qu'à l'âge et au développement physique qu'est due la rareté des tics chez les enfants qui ont atteint l'âge de la puberté.

Letulle.

Deux indications :

1º Calmer par une médication appropriée l'excitabilité anormale et plus ou moins circonscrite du système nerveux moteur ;

2º S'adresser à l'intelligence, au moral, à la volonté du patient, afin de tenter un effort inverse, dès que l'accès commence ou même avant qu'il ait lieu.

La plupart des tics coordonnés, et même les plus tenaces, les *bégaiements*, se corrigent, s'atténuent, cessent même complètement.

C'est au médecin à indiquer la gymnastique spéciale nécessaire, à maintenir le moral et à soutenir le courage et les efforts du patient.

Quant aux médicaments, essayer les sédatifs du système nerveux, depuis les bromures de potassium, de sodium, d'ammonium, de camphre, le bromhydrate de quinine jusqu'au chlorure d'or, la valériane pure ou associée à la quinine (en vue de l'intermittence des accès), l'aconit (en particulier le nitrate d'aconitine), la belladone, enfin les préparations d'opium.

Souvent les années, l'apparition d'autres phénomènes morbides produiront des résultats favorables que n'avaient pu obtenir les médications les plus énergiques et les plus prolongées.

TRANSFERT.

Luys.

La méthode du transfert consiste à mettre le malade en contact avec un sujet très sensible, pendant qu'un aimant est présenté devant le membre ou l'organe dont il s'agit de rétablir la fonction.

Le sujet sensible emprunte, par transfert, le trouble dont on veut guérir le malade.

Après quoi, on l'en débarrasse à son tour par simple suggestion verbale.

TREMBLEMENT ESSENTIEL HÉRÉDITAIRE.

Raymond.

I. Traitement. — La thérapeutique est impuissante pour faire disparaître cette espèce de tremblement.

Prescrire l'hydrothérapie, les douches, les bains sulfureux, et l'électrothérapie (courants continus, ou mieux faradisations).

A l'intérieur, ordonner les préparations bromurées, les pilules de Clin au bromure de camphre (quatre par jour), la noix vomique à la dose de IV à V gouttes à chaque repas.

II. Hygiène. — On peut améliorer l'état des malades, en les soumettant à un régime approprié : absence complète d'excitants et d'alcools.

TREMBLEMENT HYSTÉRIQUE

H. Rendu.

Bains statiques, hydrothérapie.
Suggestion, métallothérapie, aimants.
A l'intérieur, valérianate d'ammoniaque.

TREMBLEMENT MERCURIEL.

Constantin Paul.

Les courants faradiques et les courants continus échouent d'une façon presque constante.

Le *bain galvanique*, très différent du bain électrique, consiste à faire traverser par un extra-courant un bain d'eau ordinaire contenue dans une baignoire isolante; on y plonge le malade. L'appareil est disposé de telle sorte que le pôle positif est aux pieds du malade; de cette manière, l'extra-courant assez faible, mais doué d'une grande tension, traverse le corps depuis les pieds jusqu'à la partie moyenne du dos. Le sujet est constamment traversé par des courants interrompus à direction ascendante.

Le trembleur éprouve un calme remarquable pendant toute la durée du bain; le tremblement diminue d'une manière notable.

Après le bain, le tremblement augmente au contraire pendant une partie de la journée.

Mais le lendemain, l'effet calmant se produit à nouveau, ainsi que le prouve la modification de son écriture.

Une amélioration véritable commence à se faire sentir vers le sixième bain.

Les malades prennent un bain d'une demi-heure tous les deux jours.

La baignoire où les malades ont séjourné ne contient pas trace de mercure. Le courant n'agit donc pas, comme on l'avait soutenu, en qualité d'agent électrolytique déterminant l'élimination du mercure resté dans l'organisme.

Dujardin-Beaumetz.

Prescrire le phosphure de cadmium, à la dose de 16 milligrammes.

Le tremblement mercuriel s'atténue considérablement au bout de trois semaines de traitement.

Audhoui.

Employer l'électricité sous forme de courants interrompus.

Se servir aussi de plaques dynamo-dermiques, pour combattre les divers accidents nerveux relevant de l'hydrargyrisme.

Letulle.

Le malade étant étendu sur son lit, on saisit le le membre atteint de tremblement, le bras, par exemple, et on applique rapidement sur toute sa hauteur une bande de caoutchouc, en commençant par l'extrémité des doigts et en remontant jusqu'à la naissance de l'aisselle. On obtient ainsi une constriction modérée que l'on continue pendant trois ou quatre minutes ; après quoi la bande est retirée.

L'application de la bande élastique est faite alternativement sur l'un et l'autre membre.

Soit simultanément, soit dans une autre séance, on applique contre le membre un fort aimant, qu'on laisse en contact avec la peau environ une demi-heure.

Chaque jour on répète la séance.

Dans tous les cas, on a soin d'affirmer au malade que le succès de ce procédé est certain et que la guérison sera infaillible.

TUMEURS CÉRÉBRALES.

Péan.

1er *temps.* — Tracer une ligne partant de l'apophyse orbitaire externe, à 7 centimètres en arrière, dans un plan horizontal. De cette extrémité, élever une perpendiculaire de 3 centimètres, de façon à obtenir un premier point de repère, correspondant à l'extrémité inférieure du sillon de Rolando. Conduire verticalement d'un conduit auditif à l'autre un ruban, et sur la ligne médiane du crâne, à 47 millimètres en arrière du ruban, marquer le second point de repère, qui correspond à l'extrémité supérieure du sillon rolandique. Dessiner, après avoir précisé la situation du centre atteint, la forme et les dimensions présumées de la tumeur, par une figure circulaire, ovalaire ou cylindrique, selon les cas.

L'appareil de M. le professeur Massé, de Bordeaux, facilite cette opération préliminaire.

L'incision varie selon ces présomptions dans son siège, sa longueur, sa direction et sa forme. En principe, elle doit être la plus simplifiée possible, c'est-à-dire rectiligne ou en s allongée; les besoins ultérieurs de l'opération pouvant nécessiter d'agrandir l'incision, on pourra ainsi la libérer à une de ses extrémités, en l'arrondissant en lambeau. Le périoste doit être sectionné et rétracté avec les parties molles. L'application des pinces à forcipressure est le procédé d'hémostase qui nous semble le meilleur. On les laisse en place de 24 à 36 heures.

2e *temps*. — Trépanation avec le polytritome. Ablation du pont osseux et régularisation de la perte de la substance avec la pince emporte-pièce. Trépaner largement (deux couronnes de trépan de 5 centimètres, d'après Horsley). Ne pas pratiquer la réimplantation de l'os.

3e *temps*. — Incision de la dure-mère au bistouri par une incision cruciale, s'il n'y a pas d'adhérence ; excision circulaire avec les ciseaux courbes, s'il y a adhérence, en ayant soin de ménager, tout autour et en dedans du rebord osseux, une zone de cette membrane, de façon à pouvoir pratiquer le pincement des vaisseaux. Inspection et palpation attentives de la membrane, avant d'employer l'instrument de section; il en sera de même, après ouverture de la dure-mère, en présence du cerveau.

4e temps. — Ablation de la tumeur par morcellement méthodique, en allant du centre à la périphérie. Cette méthode est applicable aux parois et aux poches des tumeurs liquides. Le bistouri, la curette de Volkmann, la pince emporte-pièce pour les tumeurs fermes et dures sont les instruments nécessaires.

Ablation large, en respectant autant que possible les centres voisins, mais sans craindre d'enlever les tissus périphériques qui paraissent atteints dans leur nutrition.

Les incisions dans la substance corticale doivent être perpendiculaires à la surface et dirigées sur la couronne rayonnante.

Tenter d'arrêter l'hémorrhagie parenchymateuse par une compression légère avec une éponge fine. En cas d'insuffisance de la compression, employer la pince fine à forcipressure, laissée en place pendant vingt-quatre heures.

5e temps. — Lavage au sublimé. Suture de la dure-mère, s'il y a lieu, avec le catgut. Drain de caoutchouc. Suture du cuir chevelu au crin de Florence. Pansement iodoformé et sublimé, laissé pendant plusieurs jours en place.

TYMPANITE NERVEUSE.

H. Rendu.

I. Traitement externe. — Massage. Frictions sèches et stimulantes.

Douches froides et chaudes.

Électrisation : mettre la plaque positive le long de la colonne vertébrale, la négative sur l'abdomen.

II. Traitement interne. — Valériane, assa fœtida, éther, valérianate d'ammoniaque, noix vomique.

Si un bouchon stercoral volumineux bouche l'intestin, prescrire des lavements froids, additionnés de glycérine ou de séné, mais seulement en cas de nécessité.

URÉMIE (ACCIDENTS NERVEUX DE L').

Ferrand.

Ces accidents revêtent des formes nombreuses : délirante, convulsive, comateuse, etc. Quelle médication adopter contre chacune d'elles?

Urémie délirante. — Dans la *forme délirante*, les bromures sont les médicaments de choix par leur action à la fois sur le système nerveux central (Laborde) et sur le système nerveux périphérique. Dose quotidienne : en moyenne 4 grammes.

Le chloral convient aussi, mais à la condition d'en éviter l'action irritante sur la muqueuse intestinale, en le véhiculant au moyen d'un lavement de lait.

Contre les *crises suraiguës*, on aura recours aux inhalations de chloroforme.

Urémie convulsive. — Mêmes remèdes, s'il s'agit d'une *forme convulsive.*

Cependant, lorsque les convulsions persistent, conseiller les préparations de belladone, le valérianate de zinc et surtout le bromhydrate de cicutine, agissant à la fois par son radical, le brome, sur le système nerveux central et, par sa base, la cicutine, sur le système nerveux périphérique.

Urémie comateuse. — Dans les *formes comateuses*, il faut intervenir avec une prudente réserve.

Parmi les agents de la médication névrosthénique, lesquels doit-on choisir?

Les ammoniacaux? Non. En raison de leur nature

chimique, en les prescrivant, on s'expose à augmenter dans les tissus la quantité des matériaux dont l'accumulation cause, en partie, l'intoxication.

Les aromatiques sont préférables. Conseiller le camphre, qui produit une excitation salutaire de la circulation périphérique.

A côté de cette médication symptomatique, il y a une médication pathogénique de ces accidents nerveux. On provoquera donc la diurèse.

Quels sont les diurétiques de choix? L'eau simple, les tisanes, surtout le lait, seul ou coupé d'eaux alcalines, puis les sels neutres, le bicarbonate ou le sulfate de soude, à doses altérantes.

Éviter l'emploi des essences, qui ont une action congestive sur le rein, et l'emploi du vin blanc.

La pilocarpine doit être maniée avec la même réserve; ses effets se traduisent par la suppléance de la fonction rénale à l'aide des fonctions cutanées; par contre, elle agit sur le rein comme un irritant et peut provoquer l'hématurie. Il faut donc en cesser l'usage dès que les urines contiennent quelques hématies.

Le plus souvent se contenter de faire appel à la peau par les bains de vapeur, les fumigations, les frictions, et de faire appel à l'intestin, par les purgatifs dialytiques.

Agir encore sur le sang en augmentant l'oxygénation de cette humeur par l'administration des chlorures, des hypophosphates et par les inhalations d'oxygène, et sur la nutrition par le régime lacté ou, en cas d'intolérance absolue, par le régime végétarien.

URINES TOXIQUES CHEZ LES ÉPILEPTIQUES ALIÉNÉS.

Séglas.

La thérapeutique somatique, qui donne les meilleurs résultats, consiste à relever la nutrition.

Les émissions sanguines, les purgatifs, les sudorifiques et les diurétiques employés jadis semblent utiles, peut-être en favorisant l'élimination du poison.

On n'a également qu'à se louer de l'antisepsie gastro-intestinale.

VERTIGE.

Charcot.

Vertige de Ménière. —Voici la règle à suivre pour l'emploi du sulfate de quinine.

On administre de 60 à 80 centigrammes de quinine par jour, par pilules de 10 centigrammes.

Pendant les huit premiers jours, il se produit une exaspération, des bruissements et du vertige; on cesse pendant huit à dix jours et une amélioration réelle se produit.

A la deuxième reprise, l'exaspération est moins forte, et au deuxième repos, l'amélioration plus marquée.

On continue ainsi, en intercalant des repos de durée égale aux périodes d'administration, jusqu'à ce qu'on arrive à la guérison.

Celle-ci n'est durable qu'après un traitement prolongé.

Donner également le salicylate de soude, surtout chez les arthritiques, à la dose de 2 grammes, puis de 3 grammes par jour.

Certains vertiges sont constitués, pour ainsi dire, par deux éléments : un élément aigu, caractérisé par les attaques plus ou moins éloignées les unes des autres, et un état chronique, caractérisé par un vertige moins fort, mais incessant, qui oblige les malades à garder la chambre, souvent même à éviter toute espèce de mouvements. Dans ces cas, le sulfate de quinine ne réussit pas aussi rapidement, et il faut quelquefois jusqu'à sept ou huit mois pour obtenir un effet utile.

Quelquefois le vertige, lié à un catarrhe de la caisse, s'amende ou même disparait sous l'influence du traitement vulgaire de cette dernière affection.

Ne pas négliger l'application de révulsifs énergiques, dans les cas intenses.

Le vertige de Ménière résiste très souvent aux traitements les mieux dirigés.

Vertige oculaire. — I. TRAITEMENT INTERNE. — Administrer la belladone, à la dose de 1 centigramme d'extrait, en élevant progressivement la dose jusqu'à provoquer l'intolérance.

II. TRAITEMENT EXTERNE. — Hydrothérapie.

Huchard.

Vertige des artério-scléreux. — Prescrire un traitement, basé sur cette idée qu'il faut modifier la tension artérielle.

Les deux principaux agents à lui opposer sont : l'iodure de sodium et la trinitrine.

SUPPLÉMENT.

COMPRESSION DE LA MOELLE.

Kirmisson.

A la suite d'une fracture ou d'une luxation, la trépanation du rachis, et la résection des lames costales
doivent être tentées, dans le cas où, après un traitement par la suspension et l'immobilisation, longtemps continué, une paralysie complète du mouvement et de la sensibilité persiste, avec contracture des
muscles et diminution ou perte des réflexes primitivement exagérés.

FOLIE.

Charrin.

Folie liée aux lésions du foie. — Le traitement par
le lait, le calomel et l'antisepsie intestinale réalisent
une amélioration psychique parallèlement à l'amélioration viscérale.

Seglas.

Folie post cholérique. — Recourir aux antiseptiques.

HYDROCÉPHALIE.

Bourneville.

Il y a deux formes principales d'hydrocéphalie :

1° *Hydrocéphalie simple* ou *idiopathique* avec ventricules dilatés et substance cérébrale amincie ; le crâne est épaissi, surtout chez les sujets âgés : il n'y a pas de grandes malformations du cerveau.

2° *Hydrocéphalie symptomatique*. Il y a des malformations cérébrales : absence d'hémisphères cérébelleux, tumeurs du cerveau ou du cervelet, méningite chronique.

Dans le premier groupe, le malade peut guérir ; dans le second, il y a généralement une issue fatale.

Comme traitement, la ponction capillaire ou la trépanation avec drainage peuvent donner de bons résultats.

On peut aussi pratiquer la compression par des bandelettes de Vigo, que l'on suspend de temps en temps, pendant plusieurs jours.

Donner le calomel à l'intérieur.

Recommander des bains salés, l'exercice de la marche et de la parole.

Chaput.

L'hydrocéphalie ne guérit presque jamais, ni spontanément, ni par un traitement quelconque.

La seule pratique rationnelle consiste à faire une ponction bien aseptique, à 2 centimètres de la ligne médiane, afin d'éviter le sinus longitudinal.

On n'évacuera pas plus de 200 grammes de liquide à la fois et on pratiquera une légère compression.

On pourra répéter les ponctions, tous les huit jours,

et faire des lavages avec une solution boriquée, tiède, autoclavée.

On a conseillé, pour les crânes ossifiés, de trépaner la voûte osseuse, de ponctionner ensuite les ventricules, puis de drainer avec un tube de caoutchouc ou un faisceau de crins de Florence; mais les résultats obtenus jusqu'ici ne sont nullement encourageants.

INSOMNIE.

Germain Sée.

Le sulfonal, inefficace dans les insomnies douloureuses, est au contraire indiqué dans les insomnies toxiques; il réussit surtout dans les affections nerveuses proprement dites de la névro-asthénie et de l'hystérie.

Comme doses, prescrire :

```
Chez les adultes................. 1 à 3 gr.
Chez les enfants................     0 — 50
```

Faire prendre le sulfonal en poudre fine dans une boisson chaude; le sommeil est alors obtenu au bout d'une heure; il est calme; le réveil a lieu avec un sentiment de bien-être.

Dujardin-Beaumetz.

Donner la paraldéhyde, à des doses ne dépassant pas 4 grammes.

Dix minutes après l'ingestion les malades éprouvent une certaine ivresse, à laquelle succède un sommeil agréable, calme et réparateur de 4 à 8 heures.

La paraldéhyde est un hypnotique supérieur à la morphine et au chloral; le sommeil est plus calme;

le réveil, plus facile, est exempt des maux de tête qui accompagnent invariablement l'emploi de l'opium.

Moutard Martin

1° Le chloralose est un hypnotique efficace à la dose de 0ᵍʳ,30 et 0ᵍʳ,40 ;

2° Donner deux cachets de 0ᵍʳ,20, l'un, une heure avant le moment où l'on désire s'endormir et le second au moment du premier réveil ;

3° Le sommeil est calme et sans rêves ;

4° Le sommeil se manifeste de une demi-heure à une heure après ;

5° Le réveil à la suite du sommeil est complet, léger, sans lourdeur de tête ;

6° Le chloralose ne provoque aucun trouble de l'estomac. Quelques personnes accusent même un appétit meilleur après plusieurs jours de chloralose ;

7° Le chloralose n'exerce aucune action sur l'intestin et ne provoque pas de constipation ;

8° Après avoir fait usage plusieurs jours de suite du chloralose et avoir obtenu le sommeil avec les caractères ci-dessus notés, on conserve, si on reste plusieurs jours sans en prendre, un sommeil moins bon qu'avec le médicament, meilleur qu'avant d'en prendre, et cela pendant une période de deux à quatre jours.

INSTABILITÉ MENTALE.

Bournéville.

On devrait prendre les dispositions nécessaires pour que les *instables*, au point de vue mental, ne soient point considérés comme des criminels et traités comme tels ; nous sommes persuadés que bon nombre de jeunes malfaiteurs et de récidivistes ne sont autre chose que des malades.

Ces enfants, confiés à des médecins compétents, sont susceptibles d'être grandement améliorés et souvent guéris. On devra donc instituer pour eux un traitement tout spécial, hygiénique et surtout pédagogique.

L'hospitalisation de ces malades doit être de longue durée ; ils doivent être l'objet de soins constants et prolongés. On ne doit rendre la liberté à de pareils sujets que lorsqu'on se croit autorisé par une longue période de calme à les croire guéris.

Même dans ce cas, ils ne doivent pas être affranchis complètement de toute tutelle et l'on doit les avoir toujours en observation.

KYSTES HYDATIQUES DU CERVEAU.

Lucas-Championnière.

I. TRAITEMENT CHIRURGICAL. — Pour nous, c'est le traitement de choix, celui qui sera de plus en plus employé à l'avenir. Les succès obtenus dans les cas de tumeurs cérébrales par la trépanation ont familiarisé les chirurgiens avec cette opération, qui présente des chances sérieuses de succès, depuis que l'antisepsie et la connaissance d'un certain nombre de localisations cérébrales permettent à l'opérateur d'aller droit au siège de la lésion, au lieu de tâtonner, et d'éviter l'infection septique que la malpropreté des instruments et des objets de pansements amenait presque toujours.

L'opération du trépan est d'autant plus rationnelle que la tumeur est parfaitement délimitée, assez facile à énucléer, pas trop volumineuse, ni trop profonde et que sa nature est essentiellement bénigne.

Il faudra comprimer énergiquement la boîte crânienne au niveau de la perte de substance qu'on lui a fait subir pour éviter la hernie du cerveau.

On aura recours à l'énucléation, chaque fois qu'on le pourra; c'est le véritable moyen d'en finir radicalement avec l'affection.

Malheureusement, elle n'est pas toujours possible, surtout si le kyste est très volumineux et très central; on devra se contenter de ponctionner pour ne pas amener de lésions trop graves dans l'hémisphère atteint. Ces ponctions peuvent suffire du reste pour amener la guérison.

Peut-être pourrait-on songer à drainer, quoique le cerveau ne nous paraisse pas très favorable au drainage.

Lancereaux.

Prescrire l'iode et l'arsenic.

MAL DE POTT.

Lannelongue.

Si on ne peut pas supprimer la cause du mal, il faut s'efforcer d'en atténuer les effets.

L'immobilisation, le repos au lit, avec extension continue, le corset de Sayre, appliqué pendant la suspension, les pointes de feu, appliquées le long du rachis, suffisent parfois à calmer les douleurs, à enrayer le processus tuberculeux et même à produire la guérison.

MIGRAINE OPHTALMIQUE.

Babinski.

Prescrire le bromure de potassium, à la dose de 3, 4, 5 grammes et les pratiques hydrothérapiques.

Feré.

Prescrire l'élixir d'Yvon, à la dose de trois cuille rées par jour d'abord; porter la dose à six cuillerées par jour.

Purgatif, tous les trois jours.

MIGRAINE OPHTALMOPLÉGIQUE.

Charcot.

La thérapeutique de cette affection est purement symptomatique.

Calmer les douleurs avec de la morphine, arrêter les vomissements, lutter contre le malaise général, voilà ce qu'on pourra faire au début.

Plus tard, pour hâter la disparition des phénomènes paralytiques, électriser les malades; donner l'iodure de potassium.

Donner aussi le bromure de potassium, en se basant sur l'idée que ces phénomènes migraineux, comme la migraine elle-même, doivent se rattacher de plus ou moins près à l'épilepsie.

NEURASTHÉNIE.

Alfred Fournier.

Neurasthénie syphilitique. — La particularité la plus importante du traitement est l'insuccès absolu du traitement spécifique, de l'iodure de potassium et du mercure. On n'obtient rien, ou plutôt on n'obtient que de mauvais résultats, si massives que soient les doses, si prolongé que soit l'emploi.

Il faut surtout, chez les neurasthéniques syphilophobes, lutter contre la tendance qui les pousse à demander, à propos de leur moindre malaise, un traitement spécifique énergique.

On peut se servir des moyens ordinaires employés contre la neurasthénie. Le bromure de potassium, l'hydrothérapie, l'électricité réussissent assez bien.

Mais les meilleurs agents sont encore les distractions, les voyages, le séjour à la campagne et surtout les encouragements.

Il faudra avant tout s'attacher à réconforter le moral des malades.

Cet insuccès du traitement spécifique ne saurait infirmer la nature syphilitique de la neurasthénie. Il est d'autres accidents d'origine syphilitique où cet insuccès se retrouve également. Il suffit de citer les syphilides pigmentaires, le tabès, la paralysie générale.

Jules Cheron.

Neurasthénie utéro-gastrique par relâchement des ligaments larges. — Le traitement rationnel de cette nouvelle maladie est celui de la neurasthénie, auquel on adjoint les transfusions hypodermiques de serum artificiel et, pour l'estomac, les amers simples longtemps continués, pour l'utérus, le massage local et les intermittences rythmées du courant continu.

NÉVRALGIE.

Feréol.

Prescrire :

    Sulfate de cuivre ammoniacal. .   2 centigr.
    Sous-nitrate de bismuth.   25   —

Pour 1 cachet. — Prendre 5 cachets par jour, aux repas ou dans l'intervalle des repas, avec un peu de lait.

Gilles de la Tourette.

Névralgie hystérique.— Le traitement sera celui de l'hystérie en général.

Les moyens thérapeutiques, sulfate de quinine et autres, dont on se sert dans différentes variétés de névralgies, n'auront évidemment aucun résultat, si la névralgie se trouve sous la dépendance de l'hystérie.

Dans ce cas, recommander l'usage du fer ou de l'arsenic à l'intérieur, concurremment avec le vin de quinquina.

Précrire le séjour à la campagne, l'exercice au grand air, une alimentation substantielle et enfin l'hydrothérapie qui peut avoir une réelle efficacité.

Si on rencontre des névralgies hystériques qui résistent à tout traitement, essayer de la suggestion hypnotique dont on constate les merveilleux effets, ou encore de tout autre agent qui puisse vivement frapper l'imagination des sujets.

Mais avant tout, il faut se persuader que bien peu, même hystériques, sont véritablement hypnotisables.

NÉVRITE CERVICO-BRACHIALE.

Faisans.

Cette maladie est de longue durée et résiste à tous les efforts de la thérapeutique.

L'antipyrine, le sulfate de quinine, la phénacétine, les liniments calmants au chloroforme, sont aussi sans action sur elle.

Le meilleur remède, pour rappeler la contractilité musculaire, est évidemment l'électrothérapie.

On a beaucoup préconisé, dans ces derniers temps, le chlorure d'éthyle comme mode de traitement des névralgies diverses. Il pourrait même être employé comme moyen de diagnostic, pour déterminer la nature périphérique ou centrale de la névrite; dans le premier cas, la douleur cesserait immédiatement.

FIN

TABLE DES AUTEURS.

Cadet de Gassicourt.

Campenon.

Chambard.

Championnière (Lucas).

Chaput.

Charcot.

Charpentier (Alph.).

Charrin.

Chéron (Jules).

Christian.

Dumontpallier.

Faisans.

Falret (Jules).

Feré.

Feréol.

Ferrand (A).

Fournier (Alfred).

Gaucher (E.).

Gilbert.

Gilles de la Tourette.

Gingeot.

Guyon (Félix).

Hayem.

Huchard.

Hutinel.

Jaccoud.

Joffroy.

Kirmisson.

Lancereaux.

Lannelongue.

Laveran.

Legendre.

Legroux.

Letulle.

Luys.

Magnan.

Marie (Pierre).

Mathieu (Albert).

Simon (Jules).

Sollier.

Straus.

Tarnier.

Terrillon.

Troisier.

Valude.

Variot.

Voisin (Auguste).

Voisin (Jules).

TABLE DES MATIÈRES.

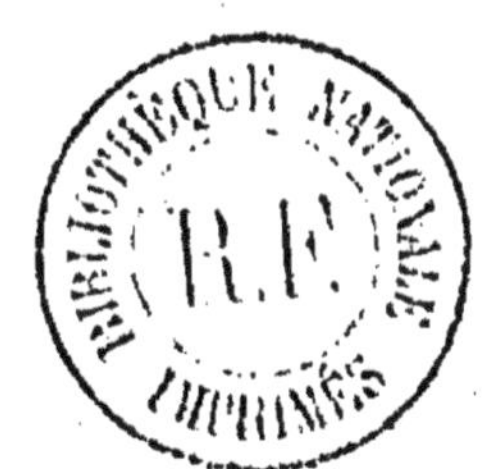

24 2 7

LIBRAIRIE J.-B. BAILLIÈRE ET FILS
19, rue Hautefeuille, à Paris.

MALADIES MENTALES.

Traité des maladies mentales, par le docteur Henri DAGONET, médecin de l'asile Sainte-Anne, avec le concours de MM. J. DAGONET et G. DUHAMEL, 1894, 1 vol. gr. in-8 avec photogravures.

Traité pratique des maladies mentales, par le docteur CULLERRE, médecin de l'asile des aliénés de la Roche-sur-Yon, 1889, 1 vol. in-18 jésus de 608 p. 6 fr.

Les frontières de la folie, par le docteur CULLERRE. 1 vol. in-16 de 350 pages. . . . . 3 fr.

Nervosisme et névroses. Hygiène des énervés et des névropathes, par le docteur CULLERRE. 1 vol. in-16 de 352 p . . . . 3 fr. 50

Traité de la paralysie générale des aliénés, par le docteur Auguste VOISIN, médecin de la Salpêtrière, 1 vol. gr. in-8 de XVI-540 p., avec 15 planches coloriées. . . . . 20 fr.

Leçons cliniques sur les maladies mentales et sur les maladies nerveuses, par le docteur A. VOISIN, 1 vol. in-8 de 766 p., avec photographies et fig. 15 fr.

La folie chez les enfants, par le docteur MOREAU (de Tours). 1888, 1 vol. in-16, de 444 p. . . . . 3 fr. 50

Les aliénés et les asiles d'aliénés, assistance, législation et médecine légale, par le docteur FALRET, médecin de la Salpêtrière. 1890, 1 vol. in-18 de 564 p. 8 fr.

Etudes cliniques sur les maladies mentales et nerveuses, par le docteur J. FALRET, 1 vol. in-8 8 fr.

La folie à Paris. Etude statistique, clinique et médico-légale, par Paul GARNIER, médecin en chef de la Préfecture de police. 1890, 1 vol. in-16. . . . . 3 fr. 50

Hypnotisme expérimental. Les émotions dans l'état d'hypnotisme et l'action à distance des substances médicamenteuses, par le docteur J. LUYS. 1890, 1 vol. in-16, avec 28 pl. . . . . 3 fr. 50

Magnétisme et hypnotisme. Phénomènes observés pendant le sommeil nerveux provoqué, par le docteur CULLERRE, 3e *édition*. 1892, 1 vol. in-16 . . . . . 3 fr. 50

La suggestion mentale et l'action à distance des substances toxiques et médicamenteuses, par les docteurs H. BOURRU et BUROT, professeurs à l'École de médecine à Rochefort. 1887, 1 vol. in-16, avec 10 pl . . . 3 fr. 50

Angers. — Imp. BURDIN et Cie, rue Garnier, 4.

BIBLIOTHÈQUE NATIONALE R.F. IMPRIMÉS

MANUEL DU MÉDECIN PRATICIEN
Par le professeur Paul Lefert.

La pratique journalière des hôpitaux de Paris. 2° édition, 1892, 1 vol. in-18, 350 pages, cart. . . . . 3 fr.

La pratique gynécologique et obstétricale des hôpitaux de Paris. 1893, 1 vol. in-18, 308 pages, cart. . . . 3 fr.

La pratique dermatologique et syphiligraphique des hôpitaux de Paris. 1893, 1 vol. in-18, 304 pages, cart. 3 fr.

La pratique des maladies du système nerveux dans les hôpitaux de Paris. 1893, 1 vol. in-18, 300 pages, cart. 3 fr.

MANUEL DU DOCTORAT EN MÉDECINE
Par le professeur Paul Lefert.
Collection nouvelle, 20 volumes in-18 carré à 3 fr.

Aide-mémoire de physique médicale (1er examen). 1 vol. in-18, cart. . . . . 3 fr.

Aide-mémoire de chimie médicale (1er examen). 1 vol. in-18, cart. . . . . 3 fr.

Aide-mémoire d'histoire naturelle médicale (1er examen) 1 vol. in-18, cart. . . . . 3 fr.

Aide-mémoire d'anatomie à l'amphithéâtre, (2° examen) 1 vol. in-18, 288 pages, cart. . . . . 3 fr.

Aide-mémoire d'histologie, d'anatomie (ostéologie, splanchnologie et organes des sens) et d'embryologie 2° examen, 1 vol. in-18, 276 pages, cart. . . . . 3 fr.

Aide-mémoire de physiologie (2° examen). 1 vol. in-16, 280 pages, cart. . . . . 3 fr.

Aide-mémoire de pathologie générale et de bactériologie (3° examen). 1 vol. in-18. 288 pages, cart. . . . . . 3 fr.

Aide-mémoire de pathologie interne (3° examen), 2° édition. 1 vol. in-18, 296 pages, cart . . . . 3 fr.

Aide-mémoire de pathologie externe (3° examen). 1 vol. in-18, 312 pages, cart. . . . . 3 fr.

Aide-mémoire de chirurgie des régions (3° examen). 2 vol. in-18, ens. 586 pages, cart. Prix de chaque volume . . 3 fr.

Aide-mémoire de médecine opératoire (3° examen). 1 vol. in-18. 300 pages, cart. . . . . 3 fr.

Aide-mémoire d'anatomie topographique (3° examen) 1 vol. in-18, cart. . . . . 3 fr.

Aide-mémoire de thérapeutique et de pharmacologie (4° examen). 1 vol. in-18. 276 pages, cart . . . . 3 fr.

Aide-mémoire d'hygiène et de médecine légale (4° examen). 3° édition, 1893, 1 vol. in-18, 272 pages, cart . . . 3 fr.

Aide-mémoire d'anatomie pathologique et d'histologie pathologique (5° examen). 1 vol. in-18, cart . . . 3 fr.

Aide-mémoire de clinique médicale et de diagnostic (5° examen). 1 vol. in-18, 304 pages, cart. . . . . . . 3 fr.

Aide-mémoire de clinique chirurgicale, diagnostic, thérapeutique générale, anti-epsie. 1 vol. in-18, cart. . . . 3 fr.

Aide-mémoire d'accouchements (5° ex.). 1 v. in-18, c. 3 fr.

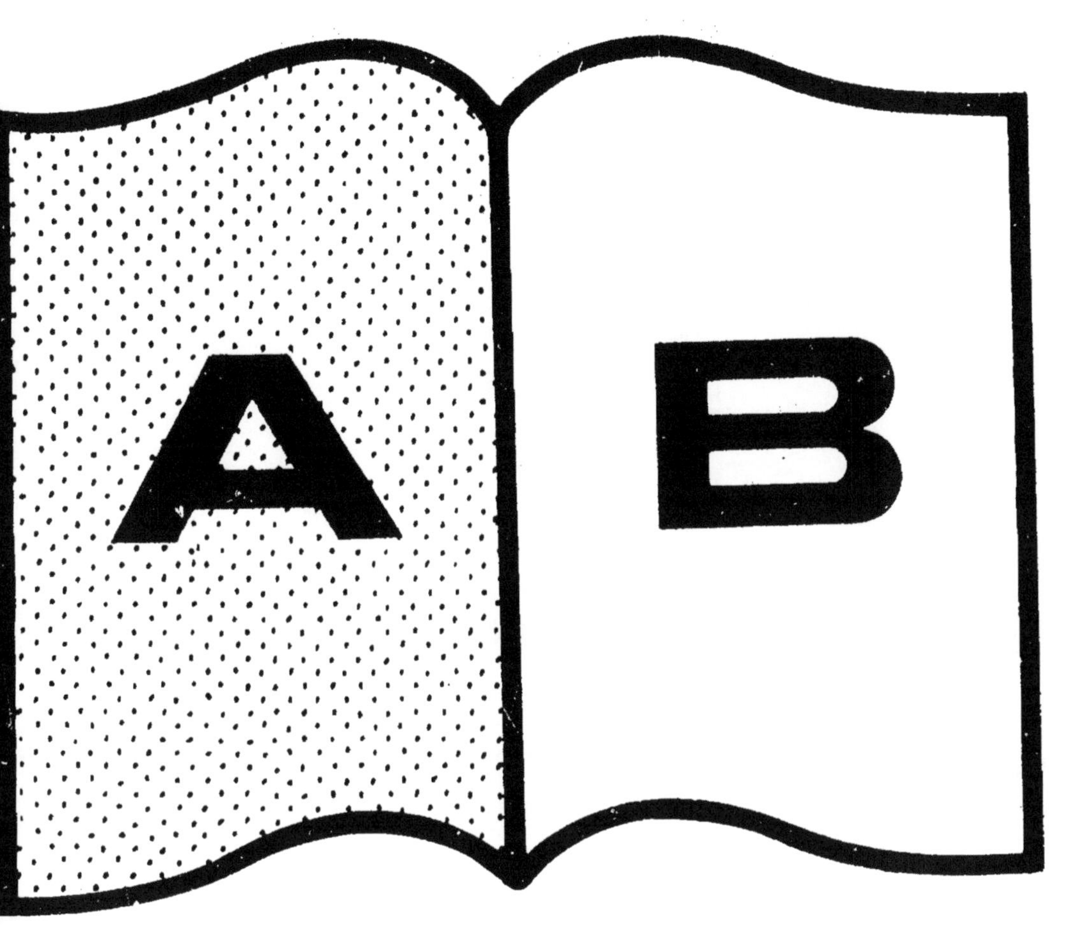

Contraste insuffisant

NF Z 43-120-14

www.ingramcontent.com/pod-product-compliance
Ingram Content Group UK Ltd.
Pitfield, Milton Keynes, MK11 3LW, UK
UKHW021014140726
13695UKWH00001B/249